青年期
精神療法入門

篠原道夫・松本京介
福森高洋

［編著］

日評ベーシック・シリーズ

日本評論社

はしがき

　青年期精神療法を担当するセラピストが、自らも青年期を生きている場合、クライエントの心理とセラピストの心理に重なり合いが生じやすい。つまり、若手のセラピストが若いクライエントを担当したとき、2人の心は共鳴を起こしやすい。その共鳴は、深い共感の源泉になる。他方、それは、大きな落とし穴ともなりかねない。セラピスト自身も青年期の課題に格闘中であるために、青年期のクライエントの持ち込む問題によってセラピスト自身のコンプレックスが刺激されるからである。セラピストとクライエントのコンプレックスが刺激し合って共鳴すれば、良きにつけ悪しきにつけドラマチックな展開を産みやすい。それは、共感と逆転移という両刃の剣である。

　とくに、逆転移が妨害物としてはたらいた場合、その危険性が大きい。セラピスト自身が精神療法の進行を無自覚的に妨害したり、逆に暴走させたりしてしまうのである。このような問題は、クロノロジカルな青年期を生きるセラピストに固有の問題とはいえない。精神療法を身につけるためには、多年にわたる研修を必要とする。セラピストとしての職業的アイデンティティも確立しにくい。具体的には、精神療法だけで生計をたてることは、現在の国内事情では至難の業である。つまり、なかなか一人前の大人になれない職業なのである。

　そのうえ、精神分析療法などの力動的タイプの精神療法を修得する場合は、教育分析（訓練分析）や個人スーパービジョンなどの形で指導者との濃密な関係を長期間（数年間、数百時間）にわたって経験する必要がある。そのため、師匠-弟子という関係から脱却することも難しい。クロノロジカルには中年であっても、若手のままなのである。高齢のセラピストですら、教育分析家の影響下にありつづけることすらある。その分析家が死去していても、なお影響を及ぼしつづける。このようなトレーニング形態は、自立と依存の問題を抱え込みやすい。セラピストが依存を巡る未解決な問題を抱えている場合、クライエントの自立への想いを煽り、周囲の大人（親・教師）と戦わせようとしやすい。

ここには、セラピストの抑圧された想いの代理的満足というメカニズムを確認できる。セラピストは、常に青年期性を抱いている。青年期精神療法においては、この青年期性の危険性に十分に留意しつつ、その良い面を生かすことが大切だろう。

　本書を貫く縦糸は、もちろん「青年期精神療法」である。本書を構成する個々の章は自律性をもっており、どの章からでも読み始められる。青年期精神療法にとって大切なモチーフは、各々の章の中で繰り返しとりあげられている。重複したモチーフは繰り返しのなかで深められ、重層的な理解を形成するだろう。

　各章の鍵概念（いわば横糸）を列挙するならば、以下のようになる。支持（第1章）、精神療法の開始（第2章）、つながり（第3章）、共感性（第4章）、身体性（第5章）、自立（第6章）、言葉（第7章）、転移（第8章）、行動化（第9章）、遊び（第10章）、精神療法の終結（第11章）。

　すべての執筆者は、その心理臨床家としての「青年期」（あるいは揺り籠時代）を馬場謙一先生のもとで過ごした者である。つまり、大学院時代とその卒後教育の時期に、馬場先生から研究指導・臨床指導を受けている。そのため、執筆者陣の基本的スタンスは精神分析学に根を下しており、広い意味での力動心理学が本書の通奏低音となっている。ただし、平易な言葉で記述することを旨として（可能なかぎり専門用語、外国語を排除した）、学派を超えた臨床知の共有を目論んで編まれた。そして、クロノロジカルな青年期を遠く離れ、その臨床経験の積み重ねに裏打ちされた論稿が集まっている。そのため、青年期臨床に関心のある学生や「若手」の臨床家のみならず、中堅の臨床家にも読み応えのあるものになったのではないかと自負している。

　末筆ながら、本書の刊行のため多大な労を惜しまれなかった日本評論社第三編集部・遠藤俊夫部長に厚く御礼申し上げたい。

2017年1月

著者を代表して

篠原　道夫

青年期精神療法入門・目次

はしがき　篠原道夫…**iii**

第1章　青年期における支持的心理療法　鈴木朋子

支持

1　はじめに…**2**
2　青年期の発達の特徴…**3**
3　支持的心理療法…**5**
　(1) 支持的心理療法とは…**5**
　(2) 支持的心理療法のすすめ方…**6**
4　青年期における支持的心理療法…**8**
5　青年期の支持的心理療法の実際…**12**
　［事例1］幼さが目立ったＡ子…**12**
　［事例2］自分の世界に退却したＢ男…**14**
6　おわりに…**16**

第2章　精神療法の開始――青年との出会い　三橋由佳

開始

1　はじめに…**18**
2　青年期とは…**18**
3　精神療法の始まり…**21**
4　青年との出会い…**22**
　(1) 治療導入のむずかしさ…**22**
　(2) 種々の抵抗…**23**
　(3) 家庭内抵抗を処理するむずかしさ…**25**
　(4) 治療者の役割の二重性…**26**
　(5) 治療者の逆転移…**26**
　［事例1］Ａ君　15歳男子・不登校傾向…**27**
　［事例2］Ｂさん　20歳女性・摂食障害…**28**
　［事例3］Ｃさん　22歳男性・身体表現性障害…**29**
5　青年期と統合失調症…**30**
　(1) 生物学的観点からの困難…**30**
　(2) 精神分析の観点からの困難…**31**
　(3) 心理学的観点からの困難…**31**
　(4) 社会学的観点からの困難…**32**
　［事例4］Ｄ君　18歳男子・統合失調症の疑い…**32**
　［事例5］Ｅさん　24歳女性・統合失調症…**33**
6　青年たちと向き合うこと…**34**

第3章　思春期・青年期の「つながり」　櫻井成美

つながり

1　はじめに…**38**
2　友人とのつながり…**38**
　⑴　大学生の友人関係…**38**
　⑵　メディアを介した友人関係…**40**
3　家族とのつながり…**43**
　⑴　現代青年の親子関係と課題…**43**
　⑵　"反抗"から"仲良し"関係へ…**43**
　⑶　青年の自立を支えるために…**45**
4　思春期・青年期の喪失体験…**46**
　⑴　喪失体験が青年の心理発達に及ぼす影響…**46**
　⑵　悲哀の課題と病的な悲嘆…**47**
　［事例1］ペットロスをきっかけに心理的危機に直面したAさん…**48**
　⑶　喪失にともなう危機を乗り越えるために…**50**
5　社会とのつながり…**51**
　⑴　子どもの貧困とその現状…**51**
　⑵　貧困が子どもに及ぼす影響…**52**
　⑶　貧困の背景と対策…**53**
　⑷　支援と課題…**53**
6　おわりに…**55**

第4章　現代青年の共感性——優しさ思考と壁のない共感　田中志帆

共感性

1　青年の優しさ志向…**58**
2　壁のない共感性と心の外在化…**60**
　⑴　壁のないプライバシーの公開と共感への欲求…**60**
　［事例1］自殺をほのめかすAさん…**63**
　⑵　情緒をともなう記憶の外在化…**64**
3　SNS社会における人間関係と青年期課題——壁のない共感と挫折…**65**
　［事例2］SNSを知らなかったBさん…**67**
　［事例3］SNSに乗り遅れたCさん…**68**
　［事例4］ゲーム依存のDさん…**68**
4　現代青年の心理療法で、私たちは共感をどう考え、どう伝えるのか…**69**
　⑴　精神分析におけるEmpathy（共感）の定義…**70**
　⑵　これからの青年の心理療法で共感をどう使い、どう扱うのか…**73**
　［事例5］自分で人生を引き受けなくてはならないことを悟ったEさん…**75**

第5章　まなざしをめぐる自己形成と青年の身体化　松本京介

身体化

1　まなざしのなかで育まれる人間のこころ…**78**
　(1)　まなざしと自己形成…**78**
　(2)　ラカンの考え…**79**
　(3)　ウィニコットの考え…**80**
　(4)　メルロ゠ポンティとサルトルの考え…**80**
　(5)　まなざしの「抱え機能」と「揺さぶり機能」…**81**
2　まなざしをめぐる青年の身体化…**82**
　(1)　個別性と社会性…**82**
　(2)　まなざしをめぐる「第二の鏡像段階」…**83**
　(3)　青年の意識の先鋭化と身体化…**84**
3　金縛りという現象…**85**
　(1)　金縛りとは…**85**
　(2)　金縛りの心理的意味…**86**
4　事例：まなざしをめぐる金縛り体験の語り…**87**
　［事例1］A子（19歳）の金縛り体験の語り…**87**
　［事例2］B男（21歳）の金縛り体験の語り…**89**
5　事例の考察…**91**
　(1)　危機の表現としての身体化とその回復過程…**91**
　(2)　A子の危機とその回復過程…**92**
　(3)　B男の危機とその回復過程…**94**
6　まなざしをめぐる青年の身体化とその支援…**95**
　(1)　まなざしをめぐる青年の身体化の心理的意味…**95**
　(2)　青年の身体化とその支援に向けて…**97**
　(3)　性と死をみつめて…**98**

第6章　自立への歩みを支える──若年離婚の発達的意味とその援助　岡元彩子

自立

1　はじめに…**101**
2　若い青年の結婚と心理的発達課題…**102**
　(1)　年齢範囲…**102**
　(2)　対象関係…**103**
　(3)　若年結婚の発達的意味…**104**
3　若い青年の結婚と離婚…**105**
　(1)　実態──離婚率…**105**
　(2)　離婚の原因…**106**
4　事例の提示…**107**
　［事例1］夫が離婚を申し立てた事例…**107**
　［事例2］妻が離婚を求めた事例…**110**

5　青年期発達課題からの事例の理解…**112**
　　⑴　事例に表われた青年期心性──離婚申し立て理由（表4）との関連で…**112**
　　⑵　青年期の対象関係との関連…**114**
　　⑶　事例の総括…**117**
  6　結論──支援と精神療法…**118**

第7章　「青年期精神療法と言葉」からの連想　福森高洋

言葉

  1　はじめに…**121**
  2　青年期のクライエントと「言葉」…**121**
  3　青年期のクライエントの示す鋭さ…**123**
  4　言葉と体験とメタファー…**125**
  5　アセスメント・ツールとしての言葉…**126**
  6　言葉の背景にあるもの…**128**
  7　輪郭の明確な言葉と曖昧な言葉…**129**
  8　抱えと揺さぶり…**130**
  9　主体の位置とタイミング…**133**
  10　おわりに──連想の切れ端…**133**

第8章　転移‐逆転移──ユングとシュピールライン　福森高洋

転移

  1　はじめに…**136**
  2　転移‐逆転移について…**136**
　　⑴　ハインリッヒ・ラッカー…**137**
　　⑵　マートン・ギル…**137**
　　⑶　河合隼雄…**138**
  3　ユングとシュピールライン…**139**
　　⑴　ザビーナ・シュピールライン…**139**
　　⑵　シュピールラインとユングの転移‐逆転移…**142**
  4　転移‐逆転移の実際…**144**
　　⑴　強さと深さと全体性…**144**
　　⑵　転移に気付くことと解消…**145**
　　⑶　融和型逆転移と補足型逆転移…**146**
  5　青年期心理療法における転移‐逆転移…**147**
  6　フロイト派とユング派の違い…**148**
  7　アニマ…**149**
  8　「転移‐逆転移」と催眠…**150**

第9章　青年期精神療法における行動化　髙橋由利子

行動化

1　精神療法における行動化…**152**
　(1) 行動化の定義…**152**
　(2) 転移と逆転移の相互作用による行動化…**153**
　(3) 行動化の取り扱い…**154**
2　青年期の理解…**154**
　(1) 青年期の発達課題——自我同一性の獲得…**154**
　(2) 青年期の関係性の発達…**155**
　(3) 青年期の行動化…**156**
3　青年期精神療法の事例…**156**
　(1) 面接初期——"いい子"のつらさをわかってと訴える行動化…**157**
　(2) 行動化から理解する転移と逆転移の相互作用…**158**
　(3) 面接中期——離れられない関係と切り離す行動化…**159**
　(4) 分離 – 個体化の過程——自分にエネルギーを注ぐ…**161**
　(5) 面接後期——自立に向けて…**163**
4　事例の考察…**165**
　(1) 関係性の発達と自我同一性獲得の過程…**165**
　(2) 精神療法における行動化と関係性…**166**

第10章　思春期型不登校と遊ぶ　篠原道夫

遊び

1　思春期のサナギ…**169**
2　盤上遊戯…**172**
　(1) 手談…**172**
　(2) 縦から斜めへ…**174**
　(3) 爛柯…**177**
3　箱庭療法…**180**
　(1) ミクロ・コスモス…**180**
　(2) 4人で将棋…**183**
　(3) 空間的象徴…**185**
4　橘中之楽…**186**

第11章　青年期精神療法の終結・中断——歩を進める青年、見送る治療者　板橋登子

終結

1　はじめに…**190**
2　精神療法の終結…**191**

3　精神療法の中断…**193**
4　青年期精神療法における終結・中断…**194**
　　［事例1］Aさん（面接開始時10歳、小学5年、女子）…**194**
　　［事例2］Bさん（面接開始時24歳、女性、会社員・化粧品メーカー企画職）…**196**
　　［事例3］Cさん（面接開始時13歳、中学2年、女子）…**198**
　　［事例4］Dさん（面接開始時21歳、大学2年、男性）…**200**
5　中断と終結のあいだにある事例…**202**
6　思春期・青年期ゆえの治療構造上の有期限性…**203**
7　青年期の発達特性を考慮すること…**204**
　　［事例5］Eさん（面接開始時15歳、高校1年、男子）…**205**
8　終結後の再来…**207**
　　［事例6］Fさん（面接開始時14歳、中学3年、女子）…**207**

執筆者一覧…**210**

青年期精神療法入門

[第1章] 支持
青年期における支持的心理療法

青年期の特徴と、青年期のクライエントに行なう支持的心理療法について紹介する。青年期のクライエントには発達促進的・現実適応的に援助を行なうことが大切である。

鈴木朋子

1 はじめに

　人間は生涯にわたって成長する。なかでも青年期に体験する身体的・社会的・心理的な変化は、人を大きく成長させる力になる。一方で、急激な変化に対して心と身体との成長の歩調が合わなくなり、バランスを崩すこともある。多くの場合は、一時的な葛藤で留まり、時間と共に本来の成長の道筋に戻るものだが、場合によっては、精神障害発症の引き金となることもある。そのため、青年期のクライエントと出会うセラピストは、成長のための葛藤と、バランスを崩す前触れとなる葛藤との両面に目を向けつつ、クライエントと対峙することが求められる。

　青年期の心理療法では、クライエントの状態を的確に見立てる視点をもつとともに、クライエントがもつ成長の力を生かす姿勢をもつことが重要である。そこで本章では、まず見立てを行なうために必要な知識である、青年期の発達における一般的な特徴について概観する。次に、クライエントの成長の力を生かす心理療法としての支持的心理療法をまとめ、青年期のクライエントへの適用を論じる。最後に、若干の臨床例を紹介し、青年期における支持的心理療法の実際を示したい。なお、重篤な精神障害をもつクライエントや発達障害のクライエントを対象にした心理療法については、特別な配慮を必要とするため、本章では扱わない。

2　青年期の発達の特徴

『心理学辞典』（有斐閣，1999）によると、青年期は「児童期と成人期の間に位置する、子どもから大人への移行期」と記されている。青年期では、身体的・社会的・心理的に大きな変化がもたらされる。まず身体面では、急激な生理的成長につづき第二次性徴が生じる。身長や体重が増加して大人の体に近づくとともに、男性は声変わりを体験し、体毛が発生し、射精能力を獲得する。女性は乳房が発育して身体が丸みを帯び、体毛が発生し、初潮を迎えるようになる。大きくなることが子ども自身にも周りの大人にも喜びであった児童期の変化とは異なり、第二次性徴は目に見えないホルモンの変化によるものである。そのため、青年は自分の身体が新しい機能をもつことに驚きや戸惑いを体験しながら、慣れていかなければならない。

身体上の変化は個人差が大きいものだが、青年にとっては成熟が早いか遅いかが心理面に影響を与えることも多い。たとえば、同級生よりも成熟が遅れた青年期の男性は一時的に劣等感に苦しむことがあるが、早く成熟した男性は喫煙や飲酒、犯罪に走る傾向が高いとされる。一方で、青年期の女性のなかには、ホルモンが安定しないために生じる生理周期の不規則さや、頭痛やめまい、鼻血に悩む者がいる。身体的に早く成熟したために背伸びをして望まない妊娠で苦しむ女性もいれば、成熟をおそれ強い劣等感を抱えて摂食障害に苦しむ女性もいる。また、性同一性障害をもつ者にとっては心理的な苦しみの強い時期となる。第二次性徴により、自認する性別とは異なる身体をもつ現実を突きつけられるからである。

社会的な側面では、中学校から高校や大学へ進学することで、環境は目まぐるしく変化する。この時期の環境の変化には、人間関係の変化と拡大がともなう。たとえば、部活動や受験など、自分の能力の可能性と限界を試す機会も多く、成功すれば自信となるものの、失敗すると挫折体験として深い傷跡を残すこともある。進学を希望していても、家庭の経済的な事情のために早期の職業選択を余儀なくされる者もいる。人間関係については、親や教師の保護下にいた児童期とはちがって、大人との関係が質的に変化して距離が生まれる。かわりに、精神的なつながりをもつ友人や先輩後輩との関係、異性との関係が心を

占めるようになる。人間関係が拡がると、さらに自分と親との関係を客観的に捉え直すようになり、親への批判や依存を行き来しながら、親とは異なる自分の意見をもつようになる。

このような人間関係の拡大と質の変化は、青年に幅広い視点を提供し、豊かな人間関係の基盤をつくるものである。しかし一方で、親との距離をうまく保てずに悩む者や、友人との関係を築くことができずに悩む者も多い。加えて、現代のインターネットやSNSの普及も青年期の問題を複雑にしている。現代の青年は、家庭や学校における現実的な人間関係のほかに、あるいは現実的な人間関係と並行して、オンライン上の人間関係にも対応しなくてはならない。オンライン上の対人関係は匿名性が高いために、内気な人にとっては人間関係の練習の場や自己表現の場となるが、使い方を誤ると、断片的で嘘に固められた関係に苦しみ、対人不信を強めることがある。

青年期は心理的には、親からの心理的離乳を体験し、自我同一性(アイデンティティ:identity)を確立する時期と考えられてきた。自我同一性という概念は、精神分析家であったエリク・エリクソン(Erik Erickson:1902-1994)が提唱したものである。エリクソンは、治療で出会った青年の観察をとおして、青年期の人間は「自分は何者か」「自分の人生の目的は何か」に迷う同一性危機(identity crisis)を経験し、自我同一性(ego identity)を獲得する課題に取り組むと考えた。自我同一性の確立に失敗すると、他者と深く関わることをおそれる「親密性の欠如」、時間が変化を生じさせることへの疑惑や恐怖である「時間感覚の麻痺」、集中力や活動の欠如である「生産性の麻痺」、社会的に好ましい役割を軽蔑し敵視する「否定的同一性」といった自我同一性の拡散の状態となる。

エリクソンによる自我同一性の理論は、青年期における心理的問題を普遍的に捉えていると考えられてきたが、近年では理論を支持しないデータも報告されている。たとえば、自我同一性は獲得と危機の2つの状態だけで説明できる単純なものではないという意見や、すべての青年が自我同一性の危機に直面するわけではないことを示す報告である。エリクソンの理論は、治療が必要な状態であった青年期の白人男性を観察して築かれた理論であり、これらの議論では、いわゆる研究におけるサンプリングの妥当性が問われていることになる。

そのため現代では、青年期における自我同一性の課題は、文化を含む社会的事情を踏まえた多様な状態として捉えることが求められている（Eysenck, 2000）。

3　支持的心理療法

(1) 支持的心理療法とは

　支持的心理療法（supportive psychotherapy）は、クライエントの症状を改善して、自尊感情、自我機能、適応能力を維持し高めることを目的とする心理療法である（Winstonほか, 2004）。歴史的には、支持的心理療法は精神分析から生まれた心理療法である。精神分析は、20世紀初頭にフロイトが創始した治療法で、症状の背景に存在する葛藤や防衛をセラピストが解釈することで、クライエントが自分自身の無意識を洞察し症状が改善するという考えにもとづく。精神分析は治療法として発展するとともに、精神分析独自の人格発達理論、精神構造論、症状形成論などを形づくり、精神医学や心理学の領域に留まらず文学、芸術、文化人類学など多くの領域に影響を与えてきた。

　ヨーロッパで誕生した精神分析は、フロイトの訪米や第二次世界大戦下におけるユダヤ人精神分析家の亡命などを契機として、アメリカにも輸出され発展した。アメリカでは、精神分析家が増えるにつれて、より多くの患者を受け入れる必要が生じた。元来、精神分析は、外来に週4日以上通うことが可能な神経症患者のための治療法だったが、その方法では対応できないような重篤な精神障害や人格障害の患者、入院中の患者も治療の対象とする必要が出てきたのである。このような人びとは、従来の精神分析における解釈によってもたらされるストレスや不安に耐えることがむずかしく、かえって症状が悪化することも多かったため、フロイトの時代には治療対象外とみなされていた。

　さまざまな患者に治療を提供するために、精神分析家たちは、精神分析の方法を一部改変して用いるようになった。治療頻度を減らし患者の現実適応を目標とするようになったのである。精神分析の原則を改変した治療法は精神力動的精神療法と総称されるようになり、解釈により無意識を意識化することをめざす表出的心理療法と、それ以外の支持的心理療法とに分類されるようになった。支持的心理療法は精神障害や人格障害の患者、急性の不安を示す患者など

にも効果を発揮し、徐々に価値が認められるようになった。表出と支持のどちらが望ましい心理療法かと二者択一的に論じられた時代もあったが、近年では、支持的心理療法はクライエントが解釈を受け入れる準備状態をつくるという考えや、表出的心理療法にも支持的心理療法としてはたらく要素が含まれているといった考えが出され、双方が重視されるようになった。今日では、精神力動的な立場から心理療法を行なうセラピストの多くが、心理療法における支持的要素と表出的要素の両方を用いて援助を行なっている（Winston ほか，2004）。

さて、日本では、「支持的心理療法」という言葉は精神分析以外の領域で、たとえば一般的な精神医療を含む、対人援助を行なう幅広い領域で用いられている。ここでは、クライエントに関心をもつこと、クライエントの内的世界に共感すること、クライエントを勇気づけること、具体的助言を与えることなどが含まれていて、いわば支持的心理療法はすべての対人援助技術の土台とみなされている。なぜ日本では、支持的心理療法が広い意味で用いられ実践されるようになったのだろうか。理由の1つに、精神分析が育った欧米とは異なる、日本の文化の影響があげられている。すなわち、他者に頼らないで生きる姿を理想とする西洋の文化と異なり、日本人は支持になじみやすい、つながりの文化の中で育っており、そのために支持的心理療法が定着しやすい土壌がつくられていたという意見である（塚本，1999）。

⑵　支持的心理療法のすすめ方

精神分析から派生した支持的心理療法、つまり狭義の支持的心理療法の具体的な手続きは次のようになる。まず、セラピストはインテークとアセスメント面接を行ない、クライエントの主訴、現病歴、生育歴をていねいに聴く。この段階は、クライエントが言葉で伝える情報をセラピストが集めることだけが目的ではない。クライエントの話し方や話題の選び方、セラピストとの関係のつくり方も大切な情報となる。セラピストによっては、明確化や直面化などを用いて積極的な介入を行ない、介入に対する反応、つまりクライエントがどのように不快や不安を受け止めるか、どのように防衛をはたらかせるか、自分の内面の理解を深めるために介入を有効に使うことができるかなどを観察して定式化のための情報の一部とする。もちろん、クライエントも、目の前にいるセラ

ピストとの相性はどうか、提供される心理療法が自分に合っているのかを直接経験しながら考えることになる。つまり、アセスメント面接の期間は、クライエントとセラピストの双方にとって、心理療法のお試し期間となるのである。

　アセスメント面接が終わると、セラピストは得た情報をもとに定式化（formulation）を行ない、治療計画を立てる。定式化とは、精神分析理論を用いて情報を構成し直し、クライエントがどのような歴史をもっていまのような人間となったのか、心の見取図を描くような作業である。セラピストは、その見取図を眺めながら、クライエントの中心となる問題を見出し、症状を形成したメカニズムを推定する。とくに、支持的心理療法が適応となる場合は、クライエントがもつ健康な自我の機能と適応的な防衛を見出し、クライエントの適応力を最大限引き出すことができるように援助の計画を立てる。以上の流れは、心理療法の方向性を決める重要な段階であり、見立てと呼ばれることも多い。定式化については、ウォレス（Wallace, 1983）、守屋・皆川（2007）に詳細が紹介されている。

　セラピストの見立てはクライエントに伝えられ、クライエントの同意があれば、治療段階としての支持的心理療法が始まる。支持的心理療法は、精神力動的な理解にもとづき、クライエントの自由連想に沿ってセラピストが傾聴し介入することで進んでいくが、いくつかの点で表出的心理療法とは異なる。もっとも異なるのが転移の扱いである。表出的心理療法では、古典的な精神分析に準じて転移も分析の対象とするが、支持的心理療法では、セラピストは穏やかな陽性転移を維持するように心がけ、治療関係を維持するうえで障害となる場合を除いて解釈は控える。また、賞賛、保証、勇気づけ、奨励、助言、心理教育、（予測される現実における不安場面への）リハーサルなど、積極的にクライエントを方向づけるような方法を介入に用いる点も、表出的心理療法とは異なる（Winston ほか, 2004）。これらの介入は、ウォレス（1983）が「セラピストの自我あるいは超自我を貸し出す」という言葉で表現しているものと同じものを指している。すなわち、セラピストがクライエントの現実検討機能を補助して問題解決の助言を行なったり、超自我の代わりに行動化に対する制限を守るように援助を行なったりする機能である。総じて支持的心理療法は、言語能力や自我機能、衝動（イド）、超自我機能に問題をもつ人の適応機能を支える

ことを目的としているので、自分の内的世界と向かい合って不安や葛藤と取り組む表出的心理療法よりも、具体的で現実適応的な介入を用いるのである。

以上のようにまとめると、支持的心理療法はだれでも利用できる便利な方法のように感じてしまうかもしれない。だが、支持的心理療法は、初心者ができる簡単な技法を集めたものではない（Wallace, 1996）。むしろ、古典的な精神分析、あるいは表出的心理療法の経験を積んで技法を熟知したうえで、あえて異なる介入法を選択する応用の技法である。支持的心理療法は、慎重な見立てと、介入後の結果を予測したうえでの計画的な介入を必要とする、熟達を必要とする方法といえる。

4　青年期における支持的心理療法

支持的心理療法の適応は、ウィンストンほか（2004）によると、①PTSDや突然の離別など、重度の身体的・精神的ストレス状況で防衛を凌駕して出現する急性症状をともなう危機状態の者、②人格障害を含む重度の精神障害など、適応スキルの障害と心的機能の障害をともなう慢性疾患の者と規定されている。また、ウォレス（1996）によると、①言語能力あるいは心理的に受け止める能力が不十分な者、②自我機能がひどく傷つけられた者、③行動化を行なうなど圧倒的に強い衝動性をもつ者、④虐待を受けた人のように超自我機能が問題となるような混沌とした状況に取り囲まれた者とされる。以上の支持的心理療法の適応には、青年期であることは含まれておらず、むしろ、柔軟性と将来性をもつ青年期のクライエントは表出的心理療法の対象と考えられるのが一般的である。だが筆者は、次の３点の理由から、あえて青年期のクライエントに支持的心理療法を用いることの有用性を考えたい。

まず、青年期における発達の特性を考慮するうえで、支持的心理療法は有用である。前節でも示したように、青年期の人は急激な発達の途上にある。成人期のクライエントと較べて、健康な発達へと向かう成長の力がはたらき、心理療法の効果を増幅する。そのために、内面を深く掘り下げて分析する表出的な立場は、力点を誤るとクライエントに備わっている成長の勢いを邪魔することになりかねない。むしろ、クライエントのもつ健康な部分を見出し、伸ばす方

向へと手伝うことのほうが、クライエントにとって利益が大きいことがある。

　たとえば、友人から馬鹿にされたように感じたことがきっかけで不登校となった高校生の場合を考えてみよう。心理療法が進むうちに、父親に見下されて育ってきたこと、そのためにいつも他人から見下されないかを心配していることが話されるようになった。クライエントの問題の背景への理解が深まったセッションのあとに、クライエントは親からの勧めもあって新しくバイトを始めようと考え、そのためにカウンセリングを休みたいという申し出があったとする。セラピストによっては、バイトを理由にカウンセリングを休むことを、クライエントが自分の問題と向き合うことから逃れるための行動化であると考える者もいるだろう。その場合は、引き続き同じ面接構造で人間関係や転移について取り組むことを勧めるかもしれない。しかし、過去にうまくいかなかったことを自覚して、ほかの場面でやり直したいと思うことは、だれにでもあることである。それはクライエントにとっても同様で、新たな場面に飛び込むことは心機一転で挑戦する機会となるだろうし、とくに青年期のクライエントであればなおさら柔軟に対応できる余地がある。さらにこの事例の場合、クライエントのもつ対人関係の課題は、新しく取り組むバイトの人間関係のなかでも現われる可能性が高い。挑戦の機会を制限するよりは、挑戦して出会った課題を心理療法の場へ持ち帰って話し合い、ふたたびバイトという実践の場で取り組む循環をつくったほうが、クライエントの将来にも有用ではないだろうか。個々のケースにもよるが、新しく取り組みたいという気持ちが出てきた場合、その成長の力を支持する観点からかかわることが、クライエントにとって有益となることが多いように思われる。

　青年期のクライエントに支持的心理療法を勧める２番目の理由としては、環境の影響の大きさがあげられる。前節でも述べたように、青年期は社会的に大きな変化を体験する年代である。中学や高校は３年間が標準的な就学期間であり、３年間のなかでもクラスメイトや教師は毎年のように変わっていく。そのなかで、青年は自分に合った進路、所属を選択することが求められ、その選択が未来へつながる基盤となる。「自分はどんな人になりたいか」などのアイデンティティにかかわるような課題、本来ならば数年かけてじっくりと掘り下げて熟考したい課題であっても、少なくとも現代の日本では、青年期に社会生活

を休んで寄り道し、考えに埋没することは現実的ではない。環境の変化を適応的に乗り越えつつ内面の課題に向かうバランス感覚の良さが必要とされる。この観点からも、クライエントの現実適応をうながし補助する姿勢をもつ支持的心理療法は有益と考えられる。

　青年期のクライエントに支持的心理療法が有用と考える第3の理由としては、セラピストがクライエントにとっての大人のモデルとなる可能性が高いことがあげられる。クライエントによっては、親や教師に対して葛藤を抱いているために頼ることがむずかしかったり、先輩や友人との関係でも困難にぶつかったりしていることもあるだろう。その場合に、周囲の大人とも、また友人関係とも異なるセラピストとの関係をとおして学ぶことも大きい。もちろん、内面を掘り下げて熟考するようなセラピストの姿勢も新鮮に映るだろう。だが、課題に対する幅広い選択肢を示し、そのなかで何を選ぶことが自分にとって最良かを一緒に考え、必要であれば助言を行なうなど、判断のやり方の1つのモデルを示すことも、青年期のクライエントにとって重要である。言い換えれば、ウォレス（1983）のいう自我機能や超自我機能を貸与する存在としてセラピストが機能し、それがクライエントのなかに内在化されるよう促す姿勢である。この観点からも、必要な助言を適宜与えることが技法として含まれる、支持的心理療法が望ましいと考える。

　一方で、青年期のクライエントを対象とするからこそ配慮すべき点もある。たとえば、セラピストの性別や年齢である。一般に精神分析的な理解にもとづく心理療法では、セラピストにクライエントの無意識の葛藤が転移されるので、セラピストが男性であっても女性であっても大きなちがいはないと考えられている。だが、青年期のクライエントは第二次性徴の段階にあり、異性との付き合い方を学び始めたばかりであり、そのぶん目の前のセラピストの性別や年代が大きな意味をもつ。男性性の獲得で苦労している青年期の男性にとっては妙齢の女性セラピストは出会いにくいものかもしれないし、青年期の女性にとっては男性セラピストに自分の生理不順と連動する情緒不安定さは相談しにくいだろう。このようなセラピスト側の個人的要因が面接過程に影響を与えていることを視野に入れる必要がある。

　クライエントの発達の個人差にも留意する必要がある。青年期は心理的発達

の個人差が大きいため、同じ中学生であっても、言葉での表現が得意なクライエントもいれば、苦手なクライエントもいる。言葉を用いて内面を表現することがむずかしい場合、芸術療法や箱庭療法といった非言語的な手段を柔軟に取り入れる必要があるだろう。

　さらに、保護者の影響についても配慮が必要である。青年期のクライエントは、自分の言葉で援助を求めることは可能だったとしても、心理療法に必要な費用を支払うことや、日々の生活費をまかなうことはむずかしく、多くが保護者に依存する。保護者にとっては、自分の子どもの心の中で何が起きているのか、問題はどうやって解決されるのかを疑問に思うのが当然である。そのため、少なくとも未成年のクライエントを対象とする場合には、セラピストは守秘義務を頑なに振りかざすよりも、保護者への説明義務を果たすように努めるほうが、クライエントと保護者との関係、さらには治療関係を維持するのに役立つことが多い。

　また、青年期のクライエントの心理療法では、セラピストは引き際を逃さない心構えが必要である。クライエントが健康であればあるほど、また心理療法が進んでいればいるほど、クライエントは心理療法で内的な問題に取り組むよりも、現実的な挑戦を行なうことを楽しみ、夢中になれるものである。しかしなかには、自分自身の問題が解決してもセラピストとの心理療法が居心地よくなり、動きたくなくなる人もいるかもしれない。そのような人には、セラピストがエールを送り、心理療法から現実社会への挑戦を後押ししてやる必要がある。場合によっては、心理療法開始時に期限設定を行ない、集中してクライエントの問題に取り組むのも方法の1つである。

　青年期の支持的心理療法は、発達促進的に、現実適応的に進めることが肝要である。そして、それぞれのクライエントの発達や環境を考慮したうえで定式化を行ない、治療計画を立て、必要な介入を選択する必要がある。それを満たせば、支持的心理療法は、青年期のクライエントにとって強力な助けとなるだろう。

5　青年期の支持的心理療法の実際

　ここで、青年期における支持的心理療法の臨床例を2つ紹介したい。紹介する事例は、筆者が実際に経験した事例を参考にして、修正を加えたものである。共に、心理療法が終わってから、筆者は青年期の心理療法のむずかしさを痛感し、支持的心理療法の有用性を再認識した事例である。

[事例1] 幼さが目立ったA子
　高校1年生のA子。高校に入り、同級生がおしゃれに目覚めて異性との交際を楽しむなかで、生真面目なA子が浮くようになってきた。些細なことで友人と意見が割れたことをきっかけに、A子はなんとなく高校に行きにくくなった。相談を受けた母親が心配して近医を受診し、A子は医師からカウンセリングを勧められてセラピストのもとへ紹介された。
　A子は制服が不似合なぐらいに幼く見える少女だった。話し始めると、いわゆる学級委員長タイプで、話自体はわかりやすいものの、妙に融通が利かない感じを受けた。ちぐはぐな印象を抱きつつ、セラピストはアセスメント面接を開始した。A子の不登校のきっかけとなった友人関係は、A子の年齢から考えると非常に幼い段階に留まっているように思えた。たとえばA子と友人との共通点や会話内容は、好きなキャラクターを介在したものか、学校の委員会活動の話題が中心であった。高校生というよりは小学校高学年ぐらいの関係をセラピストは想像したが、このような友人関係について、A子自身は違和感を感じていないようだった。学業成績は優秀なために知的な問題は除外され、心理検査の結果などから重篤な精神障害も除外されたが、どうにも話が深まらない感じと、対人関係の幼さが自我違和化していないことなどから、セラピストは洞察を志向する表出的心理療法はA子に向いていないように感じた。そこで、A子なりに対人関係に対処できることを目標にした支持的心理療法の導入を計画した。A子に10回を一区切りにとして、「日ごろ考えること、体験することを言葉にする練習をする」ことをセラピストから提案した。心理療法にたいへん乗り気であったA子は、週1回の面接に通うこととなった。
　A子は、毎週、時間を守って面接に通い、学校での出来事を話しつづけた。

セラピストは相槌を打って話すことをうながし、A子がよく取り組んでいること、たとえば友人関係をきちんと考えよう、修復しようと努力していることなどを取り上げ、「A子にはきちんと向き合う良さがある。カウンセリングなんていう慣れない場にもしっかり向き合おうとしている」など積極的な支持を行なった。するとA子は自分から「学校へしっかり通う」「友だちと話し合う」などの課題を自分に課し、登校して課題を実行するようになった。セラピストは、A子の成長に目を見張り、ひきつけられるようになった。

　友人との関係が修復されたころ、セラピストは「高校生の女の子って、気になる男の子ができたり、友だちともそんな話をしたりする年頃だよね。早い子は彼氏ができたりしていて、そういうのを見ると、どうしたらいいかわからなくなったりするよね」と、青年期の女性が体験する異性との関係の戸惑いを話題にした。A子はうなずいて、「じつは好きな人がいるけど、告白できない」と話した。

　その後、A子の生真面目なやり方は変わらなかったが、制服と中身の不釣り合いな感じは薄れたようにセラピストは感じた。10回目の面接では、A子なりのやり方で心理療法を振り返って、来てよかったと評価した。セラピストも同意した。なんとなくお互いに、よい時間をもったという感覚をもって、短い心理療法は終結した。

　A子の事例から教えられたことは、クライエントの成長を信じ、支持することの大切さであった。セラピストは、アセスメント面接で、A子の友人関係を通常発達に照らし合わせて、A子は幼く豊かさに欠けているが自我違和感がないので表出的心理療法には向かないと早急に判断している。これは、A子が発達の途上にあることを定式化に含めた判断というよりは、A子の側にセラピストの介入を生かす力が備わっていないだろうという消極的な視点からの判断である。結果的には、判断にもとづいてセラピストが支持的にかかわったことは、A子の助けになった。もともとA子に力があったことが影響しているが、A子は心理療法の場を自分自身の成長を助ける場としてうまく用いて、自分の課題を見つけ、実践して乗り越えていった。

　心理療法終結後にセラピストとして考えたことは、青年期のクライエントと

会う場合は、最初の定式化の段階で確定的に判断しすぎず、成長の伸び代があることを想定して繰り返し定式化を行なう必要があるということである。加えて、クライエントが成長をはじめた場合には、成長に合わせてセラピストは一歩先の発達を見つめて対応を変える柔軟性をもつよう心掛けたいということである。青年期のクライエントと会うさいには、このような成長を促進する立場を大切にする必要があることを、A子はあらためて教えてくれたように思う。

[事例2] 自分の世界に退却したB男

　中学2年生のB男。学校へ行くのが怖くなり、自室に籠って眠りつづけるようになった。心配した母親が小児科を受診し、心理検査では精神障害の可能性も視野に入れるよう示唆されたため、B男は精神科医の診察とセラピストの心理療法を並行して受けることになった。

　初めて会ったB男は、斜に構えたような印象を与える人だった。礼節は保たれているものの、セラピストと話をしないで窓の外を見て時間をつぶすことが多かった。セラピストは平常通りにアセスメント面接をすすめたが、本人の語りが少なく情報が不足する一方で、母親からは複雑な文化的環境で育ったとの情報が寄せられた。セラピストは、B男の状態を通常発達に照らし合わせ、定式化を行なうことは困難だと考えた。知的な遅れはないようだったが、精神障害を発症する可能性も考慮に入れて、慎重に心理療法をすすめることになった。

　B男は心理療法をキャンセルすることが多く、ラポールをとりにくかった。1年ほど経ってようやく、好きなゲームの話をとおしてセラピストと交流をもつようになった。高校進学を考える時期となったが、セラピストは話題にすることがはばかられるように感じてしまい、B男と進路を話し合うこともなくB男は中学を卒業した。その後数年間、B男はおもに自室で過ごした。好きなゲームなどの趣味の世界に没頭し、趣味の世界で食べていくことを夢見たが、現実的な行動は起こすことができなかった。

　3年ほど経たころ、B男のゲームの話は、オンラインゲームやSNSをとおした人間関係の話題へと焦点が移っていった。セラピストは、B男の内面の葛藤や人間関係の悩みが表現されていると考えて、B男の話を聴き交流を維持することに努めた。そして、「すぐに人とケンカしたり、怒らせる発言をするの

は、オンラインで匿名だからでは？」「現実の人間関係は、もっと配慮が行き届くものだし、やり直しもきくもの」など、B男の話と現実との接点をつくるように心がけた。しかしB男は、人とかかわるのがなんとなく怖いという理由で、自室に籠りつづけた。

　心理療法開始から5年が経過したころ、友人や親戚から進学や就職の便りが届くようになった。B男はオンラインのサイトで交流する人びとに違和感をもつようになった。セラピストは「このままインターネットの中だけに留まって過ごすのは、B男の能力的にもったいない。何か試してみるのに悪くない時期かもしれない」「B男の年齢は、自分に合う仕事を探すためにいろいろなバイトをつまみ食いしても許される年齢。学校や資格にチャレンジする手段だってある」「憧れの仕事を得るのも素敵なことだけど、仕事は仕事として割り切って生きる手段にして、自分の大切な世界を楽しむ時間は別のものと割り切る人も多い」と伝えた。その後、B男は、少しずつバイトを試すようになり、自分で稼いだお金で自分の欲しかったものを買うようになった。

　現実社会との接点をもつようになると、B男は、そもそもなぜ不登校になったかを振り返るようになった。不登校となった明確な理由は見つからなかったが、「あのときはそうするしかなかった。でも時間は戻らないし、いまやれることをやる」と、不登校を選択せざるをえなかった自分を過去の自分として語ることができるようになった。心理療法が開始してから8年、心理療法は終結した。

　B男の事例から学んだことは、セラピストはクライエントの年齢に相応する環境の変化を十分に理解し説明する必要があるということであった。セラピストは、B男が精神障害を発症する可能性があると聞いていたこともあり、現実的な葛藤で精神的負荷をかけることをおそれ、高校進学を検討する適切な時期にするべき現実的な介入を控えてしまった。その結果、B男は進路を検討する機会を面接のなかでもてず、ニートとなり、心理療法が唯一の現実社会との接点になった。最終的には、B男は内的な世界をセラピストとの間で表現し、趣味を媒介としてインターネット上で人間関係についてリハーサルを行ない、社会的にも再出発することができたが、時間が経ったぶん、再出発はB男にとっ

て必要以上に困難な道のりとなったと思われる。

　B男との心理療法を終了して考えたことは、精神的な不安定さやかかわりのむずかしさをもつクライエントであっても、他の青年期の人と同様に社会的な変化は訪れるということである。セラピストが言葉にしなくとも、ある年齢になれば親戚や友人といった周囲の人びとの何気ない一言が、クライエントに自分の年齢を自覚させ、社会的に望ましい立場が変化したことを告げるものである。セラピストは、クライエントの状態や状況へ配慮することは必要だが、適切な時期に、自分に見合った立場をクライエント自身が選択できるように介入する必要がある。セラピストは、クライエントの内面と接点をもちながら、現実の居場所を整える援助もできる存在であることをあらためて学んだ事例である。

6　おわりに

　本章でまとめたことは、筆者の師から教わったことと、臨床でクライエントから学んだことにもとづいている。筆者は、精神分析の自我心理学の立場で臨床を行なっており、自我心理学の枠組みをとおしてクライエントを見るよう心がけている。だが、青年期のクライエントは、既存の理論だけでは理解できないような多様性をもつ存在であることを強調しておきたい。また同時に、既存の理論には当てはめられないような個性をもつ青年と出会うことが、青年期の心理療法を行なうことの楽しさであると思う。

[参考文献]

Eysenck, M. W. (2000): *Psychology: a student's handbook*. UK: Psychology Press. 白樫三四郎ほか監訳・山内光哉日本語版監修 (2008): アイゼンク教授の心理学ハンドブック. ナカニシヤ出版.

守屋直樹・皆川邦直編 (2007): 精神分析的診断面接のすすめかた. 岩崎学術出版社.

中嶋義明ほか編 (1999): 心理学辞典. 有斐閣.

塚本千秋 (1999):「支持的」という言葉から連想されるもの. In: 青木省三・塚本千秋 (1999): 心理療法における支持. 日本評論社. pp. 89-95.

Wallace, E. R. (1983): *Dynamic Psychiatry in Theory and Practice*. Philadelphia: Lea &

Febiger. 馬場謙一監訳(1996):力動精神医学の理論と実際. 医学書院.
Winston, A., Rosenthal, R. N., Pinsker, H. (2004): *Introduction to Supportive Psychotherapy*. Washington D.C.: American Psychiatric Publishing. 山藤奈穂子・佐々木千恵訳(2009):支持的精神療法入門. 星和書店.

[第2章] **開始**

精神療法の開始
——青年との出会い

青年期精神療法の"入口"として、発達段階としての青年期をとりあげ、
その時期を生きる患者さんとの出会いについて考察する。

三橋由佳

1　はじめに

　青年期は、第二次性徴の出現に始まり、親からの心理的独立、自我同一性の確立など、身体的にも精神的にも成人へと向かう大きな変化の時期である。それ以前の発達段階においては保たれていたこころの平穏さがおびやかされるこの時期は、"こころの病"の好発期ともされている。

　本章では、発達過程における青年期を概観し、発達課題、青年期心性についても取り上げる。そして、この激動の時期を迎えてこころのバランスを崩した青年たちとの「出会い」の時期に焦点をあて、彼らに向き合うことについて考えていきたい。

2　青年期とは

　青年たちのこころに向き合おうとするさいには、青年期とはどういう時期なのか、その発達課題を理解していることが大前提といえる。まず、発達段階における青年期の位置づけについて述べる。さまざまな理論が展開されているが、ここではブロス（Blos.）の青年期の区分と発達課題を取り上げたい（Blos, 1962/1971）。なお、本章では、「adolescence」を「青年期」という訳語にて表現する。

9歳頃から12歳頃は前青年期（preadolescence）、12歳頃から15歳頃は青年期前期（early adolescence）、15歳頃から18歳頃は青年期中期（adolescence proper, middle adolescence）、そして18歳頃から23歳頃が青年期後期（late adolescence）とされている。思春期（puberty）もよく耳にする語であるが、皆川（1980）によると、思春期は第二次性徴の発現に始まって長骨骨端線の閉鎖（軟骨組織として成長してきた骨の端の部分が骨化して閉じる）で終了するという、身体の成長の過程を意味する概念である。一方、青年期（adolescence）は子ども時代と成人期の中間にあって、主に精神発達上の時期を意味する概念である、という区別がなされている。

　前青年期の特徴は、衝動の量が増えることである。その前の段階の「潜伏期」は終わりを迎え、その間には抑圧されていた、以前の時期の衝動がふたたび現われ、自我をおびやかして葛藤や不安が増大する。それらに対して、自我は、抑圧、反動形成、置き換えなどの防衛機制をはたらかせる。ブロス（1962/1971）によると、「子どもは、その心をつかむことも、教えることも、統制することもいっそうむずかしくなり」「その前の年月にわたって教育が本能統御や社会的適合に関して成しとげたものはすべて崩壊する運命にある」のである。

　そして、第二次性徴の発現をもって青年期前期を迎えることとなる。新たな衝動（性器的衝動）が生じ、両親からの精神的離脱と、友人関係、とくに同性の仲間たちとの親密な理想化された友情が高まってゆく。自分がもちたいと願う資質をもっている人として、あるいは、自分も相手のようになりたい人として、相手を互いに理想化する。これが自我理想（"こうありたい自分"。同一化する対象）の確立につながるのである。

　青年期中期に入るころには、身体の成熟にともなって性的衝動が異性に向かい、同性愛的な友情から異性愛への転向がおこる。両親、家庭内の対象からの精神的離脱が進み、放棄され、異性に愛情を感じる能力が育ち、異性愛の対象を発見し"恋愛"へとつながってゆく。性的な衝動が高まるなかで精神的な恋愛の段階を経て、その衝動をコントロール（妥協したり充足を遅らせたり）して性的同一性（男性性、女性性。自分がそれぞれ男性である、女性である、という意識）の確立へと向かう。そこには禁欲主義や知性化（衝動を知識として理解した

り考えたりしてコントロールする）といった防衛がはたらいている。

　青年期後期は、それまでの各段階を経た発達の統合と社会的な自己を確立する時期である。青年たちは自我の防衛と適応の機制を安定化し、最終的には自我同一性（ego identity）を確立して社会へと巣立つ（馬場, 2000）。「自我同一性」は青年期について考えるさいにはなくてはならない概念であり、数多の成書に取り上げられているため、ここでは簡単にふれておく。自我同一性の感覚とは、「内的な不変性と連続性を維持する各個人の能力（心理学的意味での個人の自我）が他者に対する自己の意味の不変性と連続性に合致する経験から生まれた自信」である（Erikson, 1959/1973）。いわばこれが自分である、自分はこう生きていく、というこの感覚は、社会的な大人としての自己の確立を意味する。それは、それまでの各発達段階ごとに、自我の強さの感覚をつくりだすような"達成"が積み重ねられて得られる。周囲の現実の人物に肯定され、認められ受け入れられること、また幼児期に特定の人物との間で相互的信頼関係が確立され、そこから由来する「自分が信ずるに足る人間である」という確信にもとづくものなのである。なお、自我同一性を獲得するまでの"社会的猶予期間"をモラトリアムという。これに対する"危機"は、同一性拡散（identity diffusion）である。自分がつかめない、自分の人生がつかめない、自己意識を定めることができない状態である。

　これにつづくのが後青年期である。ブロスは22、23歳頃から30歳前後の「若い成人」と考えている。青年期の各期を成功裡に通り過ぎても、まだなお全体的な発達課題の達成は調和を欠いていて、社会的役割の活動化、求婚、結婚、親になることを経て、自我は統合に向かう、としている。笠原（1977）は、青年の病態に変化が見られるとして、青年から成人への移行点は30歳前後にあると述べている。この「青年期延長」には社会の変化、高学歴化などの要因が考えられている。社会は豊かになり、養育者の寿命も長くなり（その反面、高齢化社会にもなるわけだが）、修業年限が延びる（高学歴化）のである。

　青年期は、親（それまでの主たる依存対象）からの分離・自立の試みを開始する時期である。これまで述べてきた青年期のすべてにおいて、自我は衝動ともっとも密接に絡み合い、その方針にそって選択的に衝動の強さ、対象、目的と折り合っている。以上のような青年期の発達課題を段階ごとに達成できなかっ

た場合には青年期が不当に長く「遷延された青年期（prolonged adolescence）」という状態になりうるのである。

3　精神療法の始まり

　さて、このような青年たちとの出会いについて論じるにあたり、まず精神療法が始まるころ、治療初期の特徴について述べる。ウォレス（Wallace, 1983/1996）は、最初の局面の特徴を"患者を（性格の傾向、防衛の様式や対象、人生を規定する危機状況などについて）知ること"と、ラポール（治療者－患者間の親和的で相互に信頼感のある関係）をつくりあげることである、としている。ラポールとは、患者が治療者を理解しはじめ、治療者に理解されたと感じるようになり、また治療者が患者の歩みを援助すること、患者に真剣・真摯に純粋な関心をもっていると感じはじめるようになることである。治療者は、患者の話を枠づけたり侵入的にならないよう努め、中立性を保ち、患者の言葉をありのままに聴き（傾聴）、安心できる雰囲気を提供するのである。治療者が患者の苦しみをわかろうとしている、わかっていることが自然に伝わることで、治療者への信頼感、あたたかい情緒が生まれてくる。ブランク（Blanck, 2000/2013）によれば、その人がどのように感じるかに関心を払う、情動をつかまえる、ということである。

　これを経て、治療は、転移（患者が、自身にとって重要な人物への感情を無意識的に治療者に向ける）が生じ、抵抗（症状の意味を含む無意識過程を意識化しないようにしようとする）がつくりだされるという次の段階へと進む。フロイトは「分析操作の第一の目標は、あくまでも患者を治療に、そして分析医の人格に執着させることにある。ただわれわれは、患者を時間にまかせるだけでよい」「彼に真剣な関心を示し、最初に浮かび上がってきた抵抗を慎重に解決し、一定の誤りを避けるようにすれば、自然に患者はおのずからそのような愛着を生じて、自分がいつも愛情を受けてきた人びとに関して描くのを常としている映像のなかに分析医をも数え入れる」と述べている（Freud, 1913/1983）。

　ラングス（Langs, 1981）は、治療者は専門家であり、癒しを与えてくれ、力を貸してくれ、そして分析する人でもあると述べている。寛容で忍耐強く、受

容的で、まともで、やりこめられることなく、患者に敵意を示したり、誘惑的になったりすることなく患者との境界を守り、信頼と尊敬の念のある治療構造をつくりあげようとする。ときに、患者にただそれを満たすということではなく成長をうながすために、母親的役割をとるということもある。あたたかく中立的に、しかし欲求充足ではない洞察志向の介入をしてゆく。治療者が、治療の範疇を越えた過度の欲求充足をしてしまう（たとえば、中立性を保てずに患者の質問に答える、治療者の個人的なことが知られるなど）と、患者は自身の神経症的な不適応を長引かせ、症状を呈することなく適応する、ということが難しくなってしまう。治療の目標は、誠実に自分を理解し自己評価して内的な変化を生むことによって、患者の情緒的な問題を修正していくことなのである。

4　青年との出会い

さて、ここからは青年たちに出会うこと、青年期の患者さんと精神療法をはじめるにあたっての治療者の姿勢について考えていきたい。馬場（2000）は、青年期の精神療法をめぐる諸困難について、5点ほどに分けて述べている。

(1)　治療導入のむずかしさ

青年期の患者は、まず治療に導くことがむずかしい。彼らには、次のような特徴がある。

①十分な観察自我（observing ego；自己を観察し内省する能力）が育っておらず、病識が乏しい。作業同盟（working alliance；治療者・患者が共にもっている、治療という課題を背負う部分）を結べるだけの主体的な自我の成熟がない。

②発達途上で内的にも不安定なために、容易に退行して父母に依存しきった状態や自閉的状態に陥って、治療者との接触を拒むことがある。

③情緒的に不安定で防衛機制も一貫性を欠き、行動化に走りやすい。成人への敵意や性衝動に圧倒されがちなために、安定した治療関係を継続しにくい。

④親への敵意と不信を、治療者や治療構造全般に転移する傾向がある。

⑤自我同一性の形成が不十分なため、治療者に過度に影響されて自己を失う不安をいだく。そのため、必要以上の治療者との接触をおそれる傾向がある。

このような青年と望ましい治療関係をつくるためには、治療者が患者の役に立とうとしてそこにいることが、自然に伝わるような配慮が必要となる。青年の表面的な拒否や反抗の姿勢に惑わされずに、その裏にひそむ彼らの内心のおびえ、不安、さびしさを感知する。そして、彼らが求めるならばいつでも援助のために時間と能力とを提供する準備が治療者にはあることが、なんらかのかたちで（これは言葉でというよりは態度をとおして）非言語的に伝わるようにするのである。

治療者は、けっして自身の価値観を押しつけず、一貫して受身的・中立的な態度で患者の言葉に傾聴する。そして、患者から知った秘密は絶対に守って親にも知らせず、親の代弁をせず、患者との関係を何よりも尊重する、という態度で青年たちに相対することが望ましい。これは青年にとっては自分が一個の人間として重んじられるほぼ初めての体験となり、やがて治療者への信頼感が芽生え、良好な治療関係が生じることとなる。

(2) 種々の抵抗

困難の2つめには、両親に対する敵意と攻撃性を治療関係のなかに持ち込む傾向が強く、治療者を敵とみなして種々の抵抗を執拗に試みるということがあげられている。彼らは、依存−独立というアンビヴァレントな2つの欲求に引き裂かれている。この時期は、激しい心身の混乱に巻き込まれつつも、なんらかの自己感覚を求めて手探りする。甘えられる子ども時代に戻りたいという気持ちと同時に、成長して大人の世界に入っていくことを願う気持ちとの板挟みになっているのだ。そのため、その表現としての青年期特有の抵抗を示すという。リンズレー（Rinsley, 1980/1986）は、この抵抗を「治療構造を打ち破ろうとする企て」として、以下のように列挙している。

①攻撃者への同一化

「小さい大人」になることで治療構造に抵抗する。「医者の助手」「看護助手」になって、自分はもう大人だから、治療して自分を変える必要などないと宣言する。

②対等視(格下げ)

治療者を兄弟や仲間のように扱おうとし、「治療者は自分より偉くないのだから、自分には何も与えられない。治療は必要ない」とする。

③性的な戯れと誘惑

治療者に誘惑的な態度を示す。これは、子どもが扱うには手に余る自分の性衝動へのおそれを小さくするための悪ふざけである。また、「自分の誘惑にのったら治療者は完全でないことになる。治療者を怖がらせることができる。自分の誘いにのるなら、それは自分を利用したいと思っていることになる。だから自分は治療者を信じられないし、治療者は自分を助けることができない」「結局自分の父と同じ女たらしだ」「すぐ誘いにのって逆らえないただの女だ」というのである。

④過度な従順さ

大人の得意の手の内を逆に利用して大人を負かそうとする。過度な従順さの裏に問題を隠していたりすることがある。

⑤がんこな回避

治療構造を回避するために、拒否したり、人とのかかわりを避けて閉じこもったり、空想や白日夢にふけったりする。「自分がかかわりを拒むと治療者はそれに仕返ししたくなるだろう。それは自分を憎む、傷つけてだめにして殺すという気持ちがあるということだから、そんな治療者には自分を助けることはできない」という意味を含んでいる。

⑥スケープ・ゴート

他の患者を罵ったり、バカにしたり、煽動して規則を破らせたりして治療者の目をそらそうとする。

⑦あからさまな反抗

喧嘩、暴力、自傷行為、荒々しく逆上する。「もし自分のひどい荒れ方で治療者を混乱させることができたら、治療者は治療構造を有効に使うことができない。自分の勝ちだ」ということである。拒否したい気持ちと、暴れて身体的拘束を受けて治療者と接触したい気持ちとの両方を表わしている。

⑧転移の分裂

複数のスタッフそれぞれに本来話すべきでないことを話して、スタッフ間の

混乱を生じさせようとする。

⑨身体化

身体症状を訴えて、自分の心理的問題から大人の注意をそらそうとする。

⑩戯画化

その年代特有とされる振る舞いを、誇張してみせる。テレビや映画に出てくる、その年代のヒーローや登場人物を演じて「自分がやることは少しオーバーかもしれないが、自分ぐらいの年齢ではふつうのことだから、自分は病気ではないし治療は必要ない」ということである。

⑪徒党を組むこと

集団をつくって治療構造に対抗する。治療者と分かち合われるはずの重要な問題を仲間同士で打ち明けあう。

⑫狂気や愚かさを装うこと

自己の不安な内面に、治療者の関心が向くのを妨げる。「自分はこんなに愚かなのだから、もう放っておいて」ということである。

⑬知的な探求

ひとりで、または仲間だけで、文学や絵画、芸術、科学などの探求に没頭する。自閉的である。

⑭逃走

監督する大人は、自分（患者）の心理的要求を受け入れたり理解することができないと感じたときに、耐えがたい怒りが生じて逃走することが多い。生じた怒りを、なんらかの理由で当の相手または置き換えられた代わりの対象にぶつけることができなかったと考えられる。治療者と親が「自分を何より本当に愛しているだろうか」「親と治療者とのどちらが自分を理解しようとし、助けようとするだろうか」という疑いを確かめようとしている。また、「ひとりでことを運んだ」ことで、だれにも依存しなかった体験の証ともなる。

(3) 家庭内抵抗を処理するむずかしさ

3つめの困難としては、家庭内抵抗の処理のむずかしさがあげられている。青年期前期および中期の患者は、自我がまだ不安定で流動的な上に家族への依存性が高いため、家族内の病理によって病状が容易に左右されるという。ゆえ

に、治療には親の協力を得ること、さらに親がもっている無意識的願望や欲求に十分注意を払うことが必要である。親の願望の代理満足を得ようとしていたり、子どもを配偶者の代理扱いし、ときには性的願望を向けたりなどといったこともある。その場合、子どもの治療が進んで問題の本質が明らかになることが親の無意識的願望を顕わにしてしまうので、治療を無意識的に妨害する態度に出ることがあるのだ。

(4) 治療者の役割の二重性

4つめの困難には、治療者の役割の二重性の問題があげられている。治療者は、患者のなかに存在する内的葛藤や病的な防衛機制への解釈を与え、幼児期の対象関係の障害などが、青年期に入っての父母との分離独立の失敗や社会関係での困難に遭遇して再燃していることへの洞察に導こうとする。これはいわば、患者の精神内界にかかわるものである。

一方で、発達過程にある青年の自我にはたらきかけて、弱くなった自我を支え、外的現実のなかでの仕事や地位の獲得を介して社会的自己を確立するのを助け、見失われた自我同一性の再発見へと導くこともある。これは現実的な役割である。前者の役割が強まると、患者の無意識的空想に興味をひかれて患者の現実を見失いがちになる。逆に、後者の役割を果たそうとすると、現実的な配慮に気をとられて治療者の私的な考えや価値観を押しつけてしまう危険がある。

(5) 治療者の逆転移

次の困難としては、治療者の逆転移の問題があげられている。逆転移とは、患者に対する無意識的葛藤の転移や、治療者が患者に対して情緒や観念を抱くことである。青年期的心性を脱却できずにいる治療者が、患者に同情したり過度に同一化したりして、治療的距離を見失ってしまうということがありうる。患者が治療者に向けるbadな側面や否定的感情が否認され、抵抗の操作が行なわれないために治療過程が混乱したり中断するおそれもある。そのため、治療者は不断に自己洞察を深める努力が必要で、治療にあたっては、患者の示す些細な敵意、反感、拒否などの感情表出に敏感に反応する触覚を養うことが求

められるということである。

　以下、症例をあげて青年たちとの出会いの時期における治療者の姿勢について考えていくことにしよう。すべての症例は実際のものではなく、改変または架空のものである。

[事例1] A君　15歳男子・不登校傾向

　A君は裕福な家庭の中学3年生で、5歳下の妹がいた。会社を経営する父親は、A君が小学4年生のころより地方での仕事となり不在がちとなった。特別に問題なく経過していたが、中学2年生の2学期ころより、欠席が見られるようになった。強迫的で過干渉の母親とぶつかることが多くなったのも同じころである。成績は"中の上"程度であり、A君の趣味とも重なる文科系の部活動には休みなく参加しており、学校とのつながりが途絶えることはなかった。部活動を中心とする友人関係は良好であった。おとなしくて目立つほうではなく、大好きな製作物（図工の作品など）はとことん没頭して作るところがあった。

　A君は礼儀正しく、年齢相応以上にしっかりと話ができる少年であった。当初より自身の心の中のことも言語化できる力があると思われたが、治療者は侵入的にならないよう心がけて患者からの話を共に楽しんで耳を傾けた。趣味や学校のこと、友人関係、家でのこと、家族に関する話題など、患者からの"サイン"がちりばめられたものをたくさん語ってはくれたが、自身のつらさや弱い部分などについて語られるようになるには数回のセッションを要した。その後、心を"開いて"少しずつ自分の思いが言葉になり、隠されていた両親の問題、父母それぞれと自分との問題が語られるようになった。治療者は変わらず共感をもってA君との時間を共有しつづけ、もともと力のあった患者は自立への歩みを自分自身で始めることができた。

　本事例は、前述のウォレスのいうところの、精神療法の導入にあたって肝要となる、"患者を知ること"とラポールの形成の例といえるだろう。これは、青年たちに限らないことである。いわば表層の話で心をおびやかさないようなことはきちんと話せても、自身の心の内面、不安や心配を言葉にするのはそう簡単ではない。「このひとになら話してもいいかな」と思ってもらえることで

精神療法はその一歩を踏み出すのである。とくに青年たちは、両親、祖父母、年長のきょうだい、そして学校では先生などという、さまざまな大人たちに囲まれて生きてきており、大人を見る目、そのひとがどんな大人であるかを敏感に捉える力が高い。初期、導入期には、治療者は見定められているともいえる。

青年たちには、満たされない気持ちや親との葛藤、その態度とは異なり実際には困ったり悩んだりしていること、友人などとの対人関係上の障害などがある。そのような患者の内面生活への共感と理解を示すことによって、親とはちがうが、患者が親に求めたがっているものを満たすという"親代理的対象"として治療者が存在することになる（中村，1980）。

治療者は、親や教師でもない、新たな存在の大人として患者の前に現われた。そして、価値判断を押しつけたりすることなく、ひたすら自分の話に耳を傾けてくれる、何か役に立ってくれる、助けてくれそうなひととして認識された。そこから彼との歩みがはじまったのである。

[事例2] Bさん　20歳女性・摂食障害

大学2年生のBさんは、恋愛問題がきっかけで食事をとることができなくなり体重が減少した。その後しばらくして落ち着き、もとの体重にまで増加したが、ときどき過食嘔吐が見られるようになった。ひとりっ子で両親と同居しており、2世帯住居の階下には祖父母が住んでいた。過食嘔吐のことはだれにも知られないようにしていた。

幼いころから自分のことは自分でするように、と育てられ、がんばるタイプで、いつも周囲からは「まじめ」「できる」と見られていた。人に言い返すことはほとんどなく、知らず知らず自分の内に溜め込んでしまうことが多かった。素の自分を出すことがあまりなかったと語った。

適応のよいBさんは、精神療法にもすんなりと入ってきた印象で、率直に心のうちを語るようになっていった。ときに過食嘔吐はあったものの大学生生活は支障なくこなすことができていたため、現実の生活をしっかりつづけていくことを軸としてサポートし、自身の力で職業選択を達成し、"巣立つ"ことができた。

Bさんも、みずから来談するということにも現われている"力"のある青年

であった。だれにも話さずにいたことを話し、受けとめてもらえたという感触を得て、心の中のことを話すようになっていった。治療者は、それらを共有しながらも、深く踏み込みすぎずに、学業と就職へ向けていまの生活を支えるよう心がけた。青年期は自我の機能が発達途上であり、内的な問題点や葛藤を顕わにしようとすることが、かえって患者を急激に退行させたり、混乱を生じたりするおそれがあるからである。

　主訴の症状解消には至らなかった。しかし、それを抱えつつも大学生生活を無事に過ごし、職業を選択して就職することができたので、自我同一性の獲得という治療目標は達成できたと考えられる。当初、まじめでがんばる、できる自分は本当の自分ではないという思いを抱えてはいたが、それにも折り合いをつけることができた。

[事例3] Cさん　22歳男性・身体表現性障害

　Cさんはスポーツ推薦で大学に入学した。推薦を受けた種目の体育会に所属して、活動をつづけながら寮生活をしていた。実家には両親と3歳下の妹がいた。

　2年前に膝を負傷してしまったが、治療を受けて完治し、競技にも復帰した。一方で、完治したはずの関節（膝）の痛みがとれない状態がつづいていた。結局、受診の半年前ころからは別メニューで部活に参加するという状況になった。整形外科では異常なしと言われ、そのほかに何カ所もの医療機関を受診したが、やはり異常はないとの診断であった。それでも、とにかく足が痛いという訴えがつづいていた。進路の問題（実業団またはプロとして、その種目をつづけるのか、見切りをつけるのか）もあり、焦りが見られていた。2回の面接のあとに中断となった。

　この症例は、中断例である。異常がないとされているのに実際に足の痛みがあり、それは精神的な問題だとされて来談に至っている。また、進路決定も含め、焦りと不安、そして混乱があった。まず、Cさんにとっての真実である"痛い"ことを受けとめ、焦りと不安に寄り添うべきであったところを、治療者は、時期尚早にその焦りや不安の起こりを追求するような流れをつくった。Cさんは、自身でもおそらく気づきはじめていた事柄にいきなり直面すること

になり、心がしぼんでしまったと考えられる。

　前述の"これが自分である、自分はこう生きていく"という感覚、自我同一性の獲得には、職業選択というものが大きくかかわっている。社会に出て職業につき、自分で働いて収入を得るようになることで、青年は親からの自立を実感することになろう。つづけてきたスポーツで生きていくのか、けがをした足でつづけられるのか、そもそも、じつは自分にはそれほどの実力がないかもしれず、ここで見切りをつけて方向転換するのか……患者の葛藤や不安を共に抱え、考え、一歩を踏み出す助けになるための"序盤戦"であることが必要であったと考えられる。

5　青年期と統合失調症

　さて、次に青年期と統合失調症について触れることにする。統合失調症は青年期に発症することが多い"人格の病"で、幻覚（現実には存在しない刺激を、あたかも実在しているかのように知覚すること。幻視・幻聴など）、妄想（客観的根拠なく、不合理で矛盾に満ちているのに本人は絶対の確信をもっている信念・思考）、感情鈍麻（感情反応を引き起こすような刺激に対して感情の変化が起こらない）、無関心、意欲低下、自閉的傾向（外界、他人との心の交流が乏しくなり、自分の世界に閉じこもる）などの症状がある。

　笠原（1977）は、統合失調症は「出立」的出来事が発症のきっかけとなると述べている。「なれ親しんだ世界を出て自立の方向へ向かうことは、何回となく人生航路上に配備される、人間として避けることのできない課題」であり、それに出くわして発症につながる、というものである。青年が"発達上の諸困難"に出会って、自我がダメージを受けて弱くなり、その統合機能に障害を生じて精神病状態を呈すると考えられる。馬場（2000）は、この青年が出会う"発達上の諸困難"を以下のように4つの観点でまとめている。

(1)　生物学的観点からの困難
　自我は、性衝動の高まりや再編過程にあるホルモン系の不調和にもとづく情動の不安定さと闘いながら、大人としての肉体的能力や性的能力を培うために

多くのエネルギーを費やさねばならないという強いストレス状況に直面する。青年期の未成熟な自我は、これに直面し、かつ性衝動とそれに対する防衛の努力に引き裂かれて、さまざまなレベルの退行を起こす。

(2) 精神分析の観点からの困難

　前の発達段階（潜伏期）には抑圧されていた幼児的な衝動がふたたび現われるために、この幼児的衝動に支配されて昔の状態に退行しようとする傾向と、大人として自立しようとする傾向との間で深刻な葛藤や不安を経験する。そのために、肛門期や口唇期などに特徴的な退行した対象選択や防衛の仕方が再現する。

　つまり、4、5歳ころのエディプスコンプレックスが蘇るために、両親との関係が愛と憎しみ、従順と反抗という錯綜した形をとりやすくなる。また、父親表象から家族外の対象に関心が移行し、内的コントロールの主体として機能していた超自我像が失われるために、自我は衝動をうまく支配できず、動揺したり混乱しやすくなってしまうのである。

(3) 心理学的観点からの困難

　家族から自分を切り離し、家庭外の人物や価値観に関心を移し替え、自律的な判断と行動が可能になる青年期は、第2の分離個体化の時期としての意義をもつ。両親表象から離れ、強い分離と独立への志向が生じ、家庭外の人物が同一化の対象として心の中で重要な位置を占め、両親や両親の価値観を過小評価する傾向を示すようになる。

　また、第二次性徴の発現と共に変化を示してきた自己の身体を受け入れ、男性や女性としての自己像が形成される。同性愛的な友情から異性愛への転向が起こり、自我理想にもとづいていた対象選択が異性愛による対象発見に変わって、それぞれ男性や女性としての自分を受け入れて性同一性を確立する。この発達課題は容易に乗り越えられるものではなく、絶えず挫折と退行の危険をはらんでいる。

(4) 社会学的観点からの困難

　青年期は、自分独自の生き方を見出し、社会的役割を身につけて、経済的自立を達成していく時期で、これは心理的には自我同一性確立の過程である。まだ確立していない青年は、他者からの影響をおそれて引きこもったり、自己愛的対象との過度の同一化に走ったり、いっさいの選択を回避して無為の状態に落ち込んだりしかねない。

　これらの困難によって、それまで安定していた幼少年期の人格の平衡をゆさぶられ、人格が解体するかのような危機に直面したとき、それを防ぐために退行してすがりつく防衛機制が母子共生期のものであれば、統合失調症のような病理が発症してくる。さまざまな立場からの考え方があるが、いずれも、青年期は発達上の諸困難に出会って種々の異常を呈しやすい危機的な時期である。そしてこれには、柔軟性や融通性の乏しさ、共感性の乏しさ、過度のまじめさや潔癖、孤独癖、勝手で偏屈な性格、敏感さと鈍感さの共存などといった病前性格や、幼小児期の母子関係、親子関係などによる自我の脆弱性（vulnerability）といった要因がかかわっている。

　ここでふたたび症例をあげて、統合失調症の青年たちとの"出会い"について考えていくことにしよう。

［事例4］ D君　18歳男子・統合失調症の疑い

　高校3年生のD君は、高校生になったころから、同年代のひとたちから悪口を言われているような気がするようになった。家庭はいわゆるふつうの経済状況で両親と同居しており、ひとりっ子であった。

　D君は、緊張が強いながらも学校での話、友人関係の話、"悪口"に関することを語っていた。治療者は、薬物療法へとつなぐタイミングを計りながら、まずは侵入的にならないように"患者を知る"ことに徹した。徐々に、語られるエピソードに心の動きがともなわれるようになり、両親との関係についての話も多くなっていった。

　他人の目を意識しやすくなるこの時期は、統合失調症は好発期とされている。それを感じさせる訴えがあれば、治療者は適切に見極め、薬物療法の必要性を

伝え、精神科医療につなぐことが望ましい。同時に、困っている彼らの言葉に耳を傾け、生きづらさを受けとめ、共感し、現実の生活に支障の出る度合いを少しでも減らすようにする。

本例では、当初より統合失調症の可能性を念頭に置きつつも、いきなり服薬をすすめるようなことはせずに患者の話に耳を傾けつづけた。関係ができつつあると感じられるようになったころ、明るく語るその内側に隠されていた、症状を抱える辛さがほとばしるようなセッションがあった。それを受けて、薬も助けになるかもしれないという話をして服薬がはじまった。服薬により、"気になる"ことは軽減したが、眠気などの副作用の影響もあったため、日常生活との両立を目標として薬物の調整を含む治療がつづけられた。

［事例5］Eさん　24歳女性・統合失調症

大学を卒業し無職のEさんは、両親と2歳上の姉と同居していた。大学に入学したあとに不適応となり、受験をし直して転部した。この時期の失恋がきっかけとなり発症した。幻聴がおもな症状であった。当時より統合失調症としての薬物療法が開始された。その後、転医を経て、薬物療法に加えて精神療法も行なうことになった。

Eさんは対人希求性が高く、置かれた環境で生じるさまざまな人間関係について語られることが多かった。同性、異性、それぞれの対人関係での傷つきの多いEさんに対して、治療者はまず支持的に、そして治療者－患者関係がつくられたあとには、治療者は必要があれば助言もするなど、比較的アクティブにかかわった。主治医の診察は定期的に受けて、服薬を拒むようなこともなく経過した。就職、経済的自立、結婚をめざすEさんを、治療者は現実的な問題に焦点をあててサポートした。

本事例は、症例4とは異なり、統合失調症の診断が確定して薬物療法も行なわれていた状態で、精神療法がスタートした例である。序盤は、一貫して受身的、共感的、中立的な態度で患者の言葉に耳を傾けることが、病態によらずに肝要である。ラポールが形成され、良好な治療者－患者関係ができあがってくると、対人関係での悩み、傷つき、将来の夢や不安などについて語られるよう

になった。治療者に多少は依存的にもなったが、主治医の診察とバランスをとって頻度を調整しながら進めていった。頻度については議論のあるところであろうが、本事例ではある程度の期間ごとに頻度を調整した。

　家族や周囲の人たちとのつきあい方、距離のとり方、就職についてなどは、治療者が必要に応じて能動的にも患者を支えた。馬場（2000）によれば、統合失調症の患者は、社会のなかに基本的な足場を築き、自我同一性を形成すべき時期である青年期の途中で挫折している。そのため、社会的立場の喪失と自己価値観の傷つきが深く、病は軽快しても、これらが残存しているかぎりは再燃または悪化の危険がある。治療が進み、社会復帰が視野に入ってきた段階では、いかにして現実性のある社会的立場や生き方を見つけるかが治療的対話のテーマとなる。ときに、親の過大な期待を取り入れ、発病した現実を否認して、非現実的な自我理想をめざしてあがくこともある。そのような場合、対話をとおして、年齢や能力にふさわしい現実的な生き方や人生の目標が見つかることは、社会復帰後の大きな支えになる。その人にふさわしい社会的役割の獲得と、そこに自己価値観を見いだして社会復帰することをめざしたい。

6　青年たちと向き合うこと

　最後に、青年たちと出会い、向き合う治療者の姿勢について整理しておきたい。中村（1980）の述べるところの青年期の患者の発達上の諸問題と治療者の態度について列挙する。

　(1)　青年期の患者は、従来の主たる依存対象であった親からの分離・自立の試みをめぐって激しく深刻な問題に直面し、ときには混乱に陥っている。突然に分離・自立を意図しはじめたり、親の存在を無視しようとしたり、逆に分離・自立を意識することなく幼児期の子どものように親に依存していることに表面的には満足したりするという。また、分離・自立に向かって、親の期待や価値観とは異なる自分自身の内面的な精神生活を獲得しようとすることに罪悪感、不安や心細さを感じることもある。これは、それら自立への試みを支える環境や彼ら自身の内的な資質が欠乏または欠如していることによる。

　(2)　青年たちの自我の諸機能はまだ発達途上で、今後もさらなる発達がつづ

くということをつねに念頭に置いて彼らに接する必要がある。

（3）自我の諸機能の発達がまだ過渡期にあることが、彼らが対象（父母、友人、学校、治療者など）と場面によって態度に一貫性を欠くことが多いことにもつながる。背伸びをして一人前の大人であるかのように振る舞ったり、急に子ども返りしたような甘えた態度になったりする。彼らは、自立したい気持ちと幼児期に戻りたくなる気持ちが交錯することを繰り返して、徐々に分離と自立の過程を達成することができる。

（4）治療者は、この二面的な態度を的確に理解して接することが望まれる。まず彼らが安心してどのような態度でも出せるようにして、その発達的な試みを援助・支持して発達促進的なはたらきかけをする。ときに表わされる子どもっぽさや未熟さ、幼い対人的態度や自我の状態を適切に理解し、それらの両面性を受容しながら治療関係を形成することが望まれる。

（5）青年期の患者たちに対しては、成人の精神療法の場合よりも、治療者は能動的・積極的になることが多い。治療者の中立性は保ちつつ、彼らの未発達な側面を支持し、援助し、成長促進的にかかわる。つまり、積極的・能動的に患者の自己表現や情緒表現をうながす場面を提供し、患者の未熟な表現手段を助け、今後の発達の道案内的な役割を果たすが、けっして治療者個人の価値観や好み、私的な判断を押しつけたり、その枠にはめるようなはたらきかけをするのではない。

（6）このような姿勢で、治療者は患者の成長・発達をうながし、患者自身がさまざまな葛藤や不安、適応上の諸問題に直面し処理してゆく自我の機能を獲得できるように援助する。そして、患者のなかで保たれている比較的健康な自我の防衛機制については、（それが基本的な葛藤や不安と関連していても）あえて取り上げなかったり、むしろそれを支持することで、患者が安定を維持できるようにすることもある。つまり、患者の発達・成長と安定を支持することとは、みずからの諸問題に直面することが可能になる発達段階に至るまでの援助と支持である。それを治療目標とするため、患者が不安状態や退行に陥る可能性がある言語的な解釈や指摘は行なわないことが望ましい。

以上のように、発達途上にある青年たちには、成人期に向かっての成長発達

を支えるかかわりが必要となる。自身に向き合い、問題に直面し始めて揺れる彼らを、突き詰めたり、過度に掘り起こしたりせずに、支えるのである。

　ここで上記(5)について、治療場面によっては適切に柔軟な対応を考えねばならない場合があるということを付け加えておきたい。病院やクリニックなどの医療機関では、主治医（管理医）と治療者とがそれぞれの役割を分けて担い、しっかりとした構造の中で治療を行なうことができる。患者と治療者はその時間にのみ、その場所だけで会い、時間を共有する。しかし、たとえば学校という場では、児童・生徒の生活の場で、治療者もその生活を共にすることになるために、治療者の私的側面も児童・生徒に知られ、その価値観や私的な判断の傾向が言外に、あるいは治療場面以外の場で伝わることがある。治療者はそれらのちがいを知り、自身の傾向をも把握して、場に応じた姿勢で青年たちにかかわらなければならない。

　悩み、葛藤しながら行きつ戻りつして激動の青年期を生きる青年たちには、彼らを"引っ張る"のではなく、共に歩み、成長を待ち、ときにそっと背中を押す、そんなかかわりが必要である。そのためには彼らとの"出会い"が重要な意味をもつと考えられるのである。

[参考文献]

Blos, P.（1962）: *On Adolescence*. New York: Free-Press. 野沢栄司訳（1971）：青年期の精神医学．誠信書房．

馬場謙一（2000）：精神科臨床と精神療法．弘文堂．

皆川邦直（1980）：青春期・青年期の精神分析的発達論―ピーター・ブロスの研究をめぐって．In：小此木啓吾編：青年の精神病理2．弘文堂．pp. 43-66.

Erikson, E. H.（1959）: *Psychological Issues. Identity and the Life Cycle*. International Universities Press, Inc.. 小此木啓吾訳編（1973）：自我同一性―アイデンティティとライフ・サイクル．誠信書房．

笠原嘉（1977）：青年期．中央公論社．

Wallace, E. R.（1983）: *Dynamic Psychiatry in Theory and Practice*. Philadelphia: Lea & Febiger. 馬場謙一監訳（1996）：力動精神医学の理論と実際．医学書院．

Blanck, G.（2000）: *Primer of Psychotherapy: a Developmental Perspective*. Northvale, New Jersey: Jason Aronson Inc.. 馬場謙一監訳（2013）：精神分析的精神療法を学ぶ―発達理論の観点から．金剛出版．

Freud, S. (1913): *Zur Einleitung der Behandlung* (On Beginning the Treatment). 小此木啓吾訳 (1983)：分析治療の開始について．フロイト著作集，第9巻，人文書院．pp. 87-107.

Langs, R. (1973): *The Technique of Psychoanalytic Psychotherapy*. Vol. 1. Northvale, New Jersey: Jason Aronson Inc..

Rinsley, D. B. (1980): *Treatment of the Severely Disturbed Adolescent*. Northvale, New Jersey: Jason Aronson Inc.. 岡部祥平他訳 (1986)：思春期病棟・理論と臨床．有斐閣．

中村瑠木子 (1980)：前青年期・青年期前期女子の精神療法の一技法．In：小此木啓吾編：青年の精神病理2．弘文堂．pp. 117-137.

[第3章] つながり

思春期・青年期の「つながり」

まず現代青年の友人関係や家族関係について概観し、次につながりの喪失が
若者の心理発達に及ぼす影響と、周囲からの支援のあり方について述べる。

櫻井成美

1 はじめに

　子どもは思春期以降、親とは自立の課題をめぐって心理的な距離が大きくなる一方で、互いに気持ちを理解し合うような親密な友人関係を求めるようになるといわれている。一方、現代青年の特徴の1つに"対人関係の希薄化"があげられている。現在、思春期・青年期にいる人びとにとって身近な人たちとのかかわりはどのようなものなのだろうか。
　筆者は、いままでおもに教育領域において教育と臨床に携わってきた。そのなかから見えてきた、現代の思春期・青年期の人たちの"つながり"、すなわち親子関係や友人関係をはじめとする対人関係のあり方や、彼らを取り巻く社会とのかかわりについて見ていく。

2 友人とのつながり

(1) 大学生の友人関係

　筆者自身は、いままでの学生生活のなかで、大学がいちばん居心地よく、過ごしやすい空間であった。それは、大学には高校までにはない"自由さ"があるからである。関心のある科目を中心に学べること、必修科目を除けば自由に授業の選択ができること、空き時間をどのように使ってもよいこと、そして高

校までのクラスを中心とした限定された人間関係にくらべて、大学では必修科目やゼミなどを除けば選択した授業によって集まるメンバーが異なることが多いため、自分次第でかかわりの幅を広げることができるからである。大人になったいまも、大学のキャンパス内を歩いていると自由さが溢れていてとても心地よい気分になる。休み時間に食堂で友人と談笑している人もいれば、図書館で独り勉強をしている人もいる。サークル活動をする人もいれば、アルバイトに行く人もいる。学生数が高校までにくらべて多いため、一部の人を除いてほとんどが知らない人というのも開放感を感じる理由かもしれない。

　しかし一方で、このような自由な空間のなかで大学生活を送る学生のなかには、人とのかかわりが築けずに孤独感や疎外感をもち、居場所がない心地悪さを感じる人もいる。1人でいることを避けるために、それほど親しくないグループに入って時間を過ごしつつも、そのような自分や周囲とのかかわりに違和感がある人、少し前から話題になりはじめた「ランチメイト症候群」のように、昼休みに「1人でいること」を周りの人にどう見られるかを気にしてこっそり食事をとる人もいる。ベネッセ教育総合研究所（2013）の『第2回大学生の学習・生活実態調査報告書［2012年］』によると、大学生の友人関係の特徴として、学内で「話をしたり一緒に遊んだりする友だち」は比較的多い一方で、学内に「悩み事を相談できる友だち」が1人もいないと答えた人が男子では25.3%、女子では16.3%であった。また、学内で「学習や広く社会の課題などについて議論をする友だち」が1人もいないと答えた人も男子では23.2%、女子では21.1%という結果になっている。このことから、大学生の友人関係においては、悩みを話したりそれぞれの人生や将来について話し合うなどの深いつきあいではなく、気軽で表面的なつきあいをしている人が一定数いることがわかる。

　エリクソン（1959）は、青年期の課題として「アイデンティティ（自我同一性）の確立」をあげている。これは、自分にとっても、社会からも容認されるような、自分らしい生き方を選びとっていくことであり、そのためには、社会的責任を果たすことが猶予され、さまざまな役割実験を行なうことが許されるこの期間（モラトリアム）に、さまざまな経験を積むことと同時に、仲間と人生や将来などについて議論する体験が重要であるとされている。しかし、そのような議論や交流を深め合う友人をもたない人がいることも事実なのである。

実際、多くの学生が「気軽に話している雰囲気のなかで、（悩みのような）重たい話をしたら絶対に引かれる」とか「『空気読め』っていう感じで、しらけるのが怖い」と言い、場の空気を読んで互いに気を遣い合い、深い話を避ける傾向があるようである。
　では、青年たちは自分の抱える悩みを、だれに相談しているのだろうか。とくに親とのかかわりについては、親も経済的援助だけでなく、子どもの大学生活や進学・就職にも積極的に関与するし、子どものほうも親のアドバイスや支援を当てにする人が多いようである。大学も、親の関心の高さに応えるべく、授業参観の機会を設けたり、親向けの就職セミナーを開催するところが増えている。また、親が教務課に履修や単位の相談に来たり、指導教員に保護者から相談（や要求）が来ることも増えているし、臨床の場でもまず親から相談があり、その後子ども本人の相談につながっていくことが増えている印象がある。このように、青年期になっても密着した親子関係がつづいていることが、青年の支えになっている部分もあるだろう。

(2)　メディアを介した友人関係

　親子関係については後述するとして、ここでは思春期・青年期の人びとのメディアを介した友人関係とその影響について見ていく。とくに、携帯電話やインターネットの普及は子どもや若者の世界に良くも悪くも大きな影響を及ぼしており、たとえば悪い影響として「ネット・スマホ依存」「ゲーム脳」「ネットいじめ」について多くの意見や議論がある。近年ではSNS（ソーシャルネットワーキングサービス）を利用し、知人だけでなく直接会ったことのない人ともコミュニケーションをとる人が増加している。大学生においても、多くの人が情報伝達やコミュニケーションの手段としてSNSを利用しており、生活に欠かせないほどの影響力をもっているようである。
　時と場をわきまえた適切な方法で使用することで、それらの機器を上手に使いこなす人もいる一方で、「寝るときも、食事中も、授業中も、つねにスマホを横に置いていないと落ち着かない」とか、「たくさんの友だちと1日何百回も（メールやSNSを使って）連絡を取り合う。『今、授業が終わった』とか『これからお昼』なんていう他愛もない会話ばかり。うれしいけど、けっこうそ

がしい」などの発言のように、機器の使用が生活の中心になっている人も多い。相談中にメールや電話が入り、「ちょっとすみません」と携帯をチェックし始める学生もおり、面接の流れが中断されることの影響は少なからずあるように感じている。このように、本来、人と気軽に（距離をとって、重くなく）つながれるツールであった携帯電話が、人によっては「つねにつながっていないと不安」で行動を縛るほどの影響力を与えるという矛盾も生じているのである。

　目の前にいる人と直接かかわるさいには、言葉だけでなく、相手のしぐさや表情、声のトーンなどの非言語メッセージをとおして、相手のことをさまざまな角度から理解することができるし、目の前にいる相手の存在によって得られる安心感が大きい（ときにその存在感が煩わしさや緊張につながる場面もあるだろう）。

　直接的なやりとりの重要性は、人間のいちばん初期のかかわり、とくに母親と乳児との関係の中にも見られる。母親は、まだ言葉が喋れない赤ちゃんの世話をするときに、泣いているときには心配し、抱き上げて体の温かさやオムツが濡れていないか、顔や唇の色はどうか、表情は、泣き声の調子や強弱は……など、直接見る、聞く、触れるなどして赤ちゃんの状態を理解しようとする。世話をするなかで赤ちゃんがだんだんと落ち着いてくると、お母さんも安心するし、赤ちゃんも心地よくなる。このように、互いにしっかりと見つめ合い、かかわり合うなかで、人間は育ち、自分や相手に対する信頼感や安心感を獲得していく。

　また、子どもはある程度大きくなって１人で遊ぶようになっても「見て！」「見て！」と言って、親の注意を自分のほうに引き寄せようとする。そして、ただそちらに目を向けただけでは満足せず、「もっとちゃんと見て！（自分に気持ちやすべてのエネルギーを向けてかかわって）」と要求はつづき、それに親がちゃんと応えることにより安心感や自信を得ていく。

　メールやSNSをとおした間接的なつながりは、このような体と心を使ったていねいなコミュニケーションにはなりにくく、便利ではあっても、相手に対する深い信頼感や安心感が育ちにくい印象がある。そのようなやりとりのなかで生じてくる不安を「即座に」つながることで解消しようとしているようにも見えるし、質（どういうかかわりをもったか）より量（どれだけたくさんの友だち

と連絡をとったか）によって、つまり「ていねいに自分に向き合ってくれているか」という不安を「多くの人とつながっている」という安心感によって解消できたかのように錯覚しているのではないかと感じられる。

　前掲のベネッセ教育総合研究所（2013）の調査のなかで、大学生の友人関係についての意識を問う項目のなかに、「実際に会う友人よりもSNSの友人のほうが本音を話しやすい」という項目があり、これに「とてもそう」「まあそう」と回答した人の割合は合わせて26.4％であった。多いとはいえないまでも、4人に1人がSNSの友人のほうが本音を出しやすいと感じていることは、現代青年の友人関係を知るうえで重要なことであろう。

　SNSの友人に本音を話しやすい理由の1つは、目の前に相手がいないことで、サラッと感情が出せるからであろう。自分のなかに負の感情を抱え込んでいて、だれにも言えないと相当辛いけれど、SNS上で少し感情を吐き出すと、相手にもそれほど迷惑はかからないし、自分も少し楽になれると感じるのではないか。一方、対面で話すときには、どんなに言葉を選んでも意識せずに出てしまう（とくに非言語的なメッセージによって）、自分でも抱えきれない悲しみや怒りや虚しさなどの感情が重たいメッセージとして伝わってしまうおそれがあり、相手に心配や負担をかけたり、また相手の反応がフィードバックされて楽になることもあるし、辛くなることもある、ということが起こりうる。

　SNSをとおして感情を解放すると、一時的に気持ちが楽になるし、友だちや同じような体験をしている人から、ちょっとした慰めや共感の言葉も返ってくる。根本的に解決していなくても、とりあえず楽になるから、また辛くなったら呟いてみよう……。このようなコミュニケーションのあり方は、ネガティブな自分の心の一部を自分から切り離して、相手がいるのかいないのかわからない、曖昧な世界に投げ捨てるようなイメージがある。実際にいくつかのSNSを使い分け、それぞれで別の自分を出している人もいる。たとえば、自分と同じような問題や悩みをもつ仲間が集まるSNSでは、思う存分の本音の"ネガティブな"感情を出すが、家族や友人が見るSNSにはネガティブなことはいっさい書かない（出したらびっくりされるし、引かれるから）という話を多くの若者から聞く。

　このような話を聞くと、使い分けができることの器用さに驚きつつも、自分

の一部分を切り売りしているようで、こんなにばらばらのままでよいのだろうか、煩わしさもあるけれど親や友だちなど身近な人に自分の良い部分も悪い部分も出して、途中で摩擦は生じるけれども、少しずつ受け止め合っていく、そういう関係に変えていくことでしか、本当に楽になることはないのではないだろうか……と感じる。そして、このような「使い分け」をしている人のなかには自傷行為をしている人や、不登校や引きこもり傾向の若者の一部も含まれているような印象がある。

3　家族とのつながり

(1) 現代青年の親子関係と課題

すでに述べたように、思春期・青年期の発達上の課題は、親からの心理的自立とアイデンティティの確立である。身体的・性的・心理的な発達が進み大人になる過程で、子どもたちはいままで頼り従っていた親と距離をとり、また認知発達が進むことにより、いままで理想化していた親もさまざまな欠点や矛盾した点を多くもつ存在であることに気がつきはじめる。ブロス（1962）は、思春期・青年期における親からの心理的自立（幼児的な親イメージからの独立）のプロセスを、マーラー（1975）の乳幼児の親からの分離－個体化のプロセスになぞらえて、「第二の個体化過程」と表現している。青年たちが体験するこのプロセスは、親に頼る存在として安心して生活していた児童期までの自分から離れて、大人に向けて自分で生計を立て、自身の言動に責任をとり、生きていく自立した存在になるまでの過程であり、これにともなって親子関係にも大きな変化が訪れる。

(2) "反抗"から"仲良し"関係へ

自立の過程のなかで、思春期・青年期の人びとが、親や周囲の大人たちに対して示す態度として知られている現象が「第二反抗期」である。反抗期が見られることは、権威的な親の支配に対して反発し、壁となっている親を乗り越えることで子どもが成長していくことから、思春期の子どもたちの成長の証であると考えられてきた。しかし、近年、思春期にこのような反抗を経験しなかっ

た人が増えているように思われる。

　毎年、筆者が大学の授業で学生に対して「（第二）反抗期があったか」を尋ねると、「あった」と答えた人と「なかった」と答えた人がほぼ同数になることが多かった。「あった」と答えた人は、「自分のことを理解してくれないことへの苛立ち」や、干渉されることに対する反発として反抗をしており、一方で「なかった」と答えた人は、「親とは昔も今も仲良しで、ふだんからよく話している」「親は自分のことを理解してくれているし、よく話も聞いてくれているので、反発する必要性を感じたことがない」ということが多い。

　実際いくつかの調査においても、思春期・青年期の親子関係が反抗的な性質を帯びたものではなく、むしろ"仲良し親子"関係になっていることが示されている。内閣府（2014）の『平成25年度小学生・中学生の意識に関する調査』においては、子どもたちにとって家庭が居心地のよいホッとできる場所になっており、家族でおしゃべりをしたり、社会の出来事について話をしたり、一緒に買い物や食事に出かけるなどの交流が多いことが示されている。

　また、親との関係についても前回（平成18年）の調査にくらべて、父や母に対して「頼りになる」「自分の気持ちをわかってくれる」の項目への回答が上昇し、「反発を感じる」「口うるさい」の項目への回答が減少している。学年別に見ると、中学生のほうが小学生にくらべて父母に対する印象がやや否定的になっており、児童期にくらべて父母との物理的・心理的距離が大きくなってきている様子がわかる。しかしそれでも、中学生の回答において「反発を感じる」の項目に「あてはまる（「あてはまる」と「まああてはまる」の合計）」と答えた人は父親に対して32.8％、母親に対して32.3％である。また、「頼りになる」の項目に「あてはまる」と答えた人は父親に対して89.2％、母親に対して92.2％、「自分の気持ちをわかってくれる」の項目に「あてはまる」と答えた人は父親に対して77.0％、母親に対して86.9％、「口うるさい」の項目に「あてはまる」と答えた人は父親に対して32.1％、母親に対して47.7％であり、母親に対してはやや干渉的であると感じている人が多いものの、おおむね両親に対する肯定的感情が比較的強いことが明らかになっている。

　また、同様の傾向は、大学生においても見られる。前掲のベネッセ教育総合研究所（2013）の調査において、大学生の保護者との関係を問う項目に対して、

前回（2008年）の調査にくらべて「（自分で決めるよりも）保護者のアドバイスや意見に従うことが多い」「（自分で解決するよりも）困ったことがあると、保護者が助けてくれる」「お金が必要になったら、保護者が援助してくれる」への回答が増加しており、心理的にも経済的にも保護者に依存する学生が増えていることが示されている。

(3) 青年の自立を支えるために

このような調査からも、思春期・青年期の親子関係については、子は親に対して「自分を理解し、助けてくれる」存在として頼りにしている様子が見てとれる。また、親のほうも子どもの話をよく聞き、子どもの気持ちや希望にできるかぎり添おうとするため、従来のように権威的な親に反発をして乗り越える、という態度が減少しているようである。

このような意識や態度の変化は、思春期・青年期の発達においてどのような影響を与えているのだろうか。もちろん良好な親子関係に恵まれたことにより、親からの理解や援助をうまく生かして自分の道を見つけていく場合も多いと思われる。しかし、一方で自分と親の立場のちがいや考え方のちがいを自覚する機会がないために、親との一体感をもったまま「親とは異なる存在としての自分」を意識する機会をもたないままに育ってしまい、フワフワとした地に足がつかない感覚のまま成長し、あるときあるきっかけでさまざまな危機や不適応に陥ることもあるように思う。従来の「"よい子の息切れ"タイプの不登校」のように、それまで何の疑問も感じず親の期待や価値観を受身的に取り込んで過ごしてきた子どもが、社会に出てみずから問題を設定し、考え、解決することが迫られる場面に多く出会う状況に至って躓き、大学や職場から退いて引きこもることもあるだろう。

臨床の場で出会う人びとの一部には、思春期・青年期の親との関係において対立や衝突などのエピソードがあまり見られない場合があり、相談を重ねるにつれて、それまで意識されてこなかった親とのかかわりについての「違和感」、たとえば「ものわかりはよいが、手応えがない」親に対する不満などが意識され、やがて「自分らしさ」がどこにあるかわからないという不安が語られはじめることがある。

親としては、先の見えない、教育に関する家庭の責任や格差の大きい日本社会のなかで、そして一度失敗するとなかなか軌道修正ができない社会構造のなかで、なんとか自分の子どもを幸せのレールに乗せるために、できるかぎり保護し援助をしようと努力しているのだろう。しかし、子どもにとっては、そのような親の保護のもとに居続けたツケが、社会に出る段階になっていっきょに出てくるように感じられているのであろう。

　現代の親子関係には、親との対立や衝突と、そこで起こる葛藤を乗り越えて進んでいくという力強さがないぶん、自分自身と向き合うという課題が先延ばしにされ、問題や危機が発生する時期が青年期後期や成人期初期にずれ込んでいるような印象も見受けられる。思春期や青年期の比較的早い（少なくとも社会に出る前の）時期に、大小さまざまな壁にぶち当り、体当たりしたり、よじ登ったり回り道したりしながら、それを乗り越えた（あるいは乗り越えることができなかったという失敗も）という主体的な体験が、自分の能力の限界や可能性をはっきりとさせる。また、1人で乗り越えることがむずかしい場合には、周囲の人とどのように協力すれば、あるいはどのような援助を求めれば乗り越えられるか、という探索に向かっていくだろう。

　そのような試行錯誤の経験をすることが、自分を知り、人とかかわりを築いていくうえで重要であり、親にはそのような自立への道を模索する若者の試行錯誤を見守る忍耐力が必要である。一方で社会においても、家庭だけに教育の責任や負担を任せず、とくに若者が失敗したときに、ふたたびチャレンジができるような制度やサポートの仕組みをつくるなどして、若者がもっと自由かつ積極的に将来の道を模索する機会をつくっていく必要があると考える。

4　思春期・青年期の喪失体験

(1) 喪失体験が青年の心理発達に及ぼす影響

　すでに述べた親からの心理的自立のプロセスにおいては、青年の心の中で「幼児期に抱いていた理想化された親イメージの喪失」が起こっているということができる。小此木（1995）は、思春期・青年期の親離れと自立の課題を、精神分析における対象喪失とモーニング（フロイト［1917］の「悲哀の仕事」

の視点から説明している。とくに、正常な発達過程における、思春期・青年期の人びとの心の中で起きる幼児期から抱いていた父母像を失っていくプロセスを「内的対象喪失」と呼び、その心的機序やモーニングについて考察を行なっている。

　このような、内的対象喪失の一方で、生活の中で起きた実際の喪失体験（小此木［1995］は、内的対象喪失と対比させて「外的対象喪失」と称している）の影響についても考慮する必要がある。思春期・青年期に起きやすい実際の喪失体験として、親の離婚、死別、転居、失恋、進学や留学・就職・結婚などにともない親元を離れることなどがある。これらの実際の喪失体験は、ストレスフルな出来事として体験されることが多いものの、必ずしも心的発達の妨げや不適応や心の病理に直結するわけではなく、周囲の人からの支えを得ながら、喪失にともなう外的・内的変化を乗り越えていく人も多い。しかし一方で、支援環境の不足やパーソナリティ要因、成育歴のなかでの未解決の問題等の影響により、悲哀のプロセスが停滞してしまい、さまざまな不適応や病理が生じる場合もある。

　対象喪失体験は、愛着・依存を向けていた対象とのつながりの喪失であると同時に、人によっては、そのような対象とかかわっていた自己の一部を喪失する体験にもなりうる。親との関係の再構築やアイデンティティの確立が課題となっている思春期・青年期の若者にとって、安定した愛着・依存の対象が現実に不在となるなかでこれらの課題を行なうことは、内・外両面での対象の喪失と自己の一部の喪失が重なることにより大きな負荷がかかる体験になるだろう。実際、悩みや問題を抱えて相談に訪れる若者の背景に、喪失体験が存在することは比較的多いように思われる。

(2) 悲哀の課題と病的な悲嘆

　対象喪失にともなう悲哀のプロセスについては諸説がある。ボウルビィ（1980）は、乳幼児の観察をもとに悲哀の心理過程を、①急性の喪失反応（喪失直後に現われる無感覚の段階）、②対象喪失に対する抗議（protest）と不安、③絶望と悲嘆（grief）、④対象に向けていた関心や要求の撤去、すなわち忘却によるその対象からの離脱（detachment）の4段階を経ると述べている。

　また、ウォーデン（Worden, 1991）は、悲哀のプロセスを理解するさいに

「悲哀の課題（tasks of mourning）」という概念を用いている。これは、フロイト（1917）の「悲哀の仕事」に類似した概念である。喪失を体験した人が「時間の経過と共に悲しみが癒される」という受け身的な体験としてではなく、より積極的に喪失にともなう悲哀の課題を創造し、向き合っていくことができるという、喪失体験者自身の悲哀の課題の解決に向けた積極的な行動や取り組みの重要性が強調されている。この悲哀の課題には、課題Ⅰ：喪失の事実を受容する（喪失の事実を知的にだけでなく、情緒的にも受容する）、課題Ⅱ：悲嘆の苦痛を乗り越える（悲嘆の苦痛を抑圧したり避けることは、抑うつなどの心の病理につながり、悲哀の過程を長引かせる）、課題Ⅲ：死者のいない環境に適応する、課題Ⅳ：死者を情緒的に再配置し、生活をつづける（遺された人が、亡くなった人のことを忘れたり、あきらめるのではなく、遺された人の情緒的な生活のなかに死者のための適切な場所を見つけることにより、遺された人が社会のなかで適応的に生きていけるようになる）の4つがあるとされる。さらに、これらの悲哀の課題が妨げられ、異常な悲嘆反応が生じる例や異常な悲嘆の発生に関連する要因についても考察が行なわれている。

　上記のような悲哀の課題と、その達成が妨げられることによる病的な悲嘆反応は、思春期・青年期の喪失体験によっても起きることがあると思われる。そこで、以下では思春期・青年期の若者が呈する病理や不適応の背景に、喪失体験がある例をあげ、実際の喪失体験が青少年の心理・社会面での発達にどのような影響を及ぼすかについて考察を行なう。なお、紹介する事例は筆者の臨床経験をもとに創作した事例であり、特定の個人に関する記述ではない。

[事例1] ペットロスをきっかけに心理的危機に直面したAさん

　20代前半のAさんは、大学卒業後、就職活動がうまくいかず、アルバイトを始めた矢先に、長年かわいがっていたペットを亡くし、その後に不眠がつづき、疲れや意欲が出ないことでクリニックへ相談に訪れた。初期は不眠のほか、倦怠感、頭痛、食欲不振など、身体症状に関する訴えが多かった。しかし、ペットの死によるショックや悲しさを語るうちに、高校時代に父が病気で突然死したことや、ペットは父が生前とても可愛がり、またペットも父親にいちばんなついていたことが語られた。そして、Aさんはペットを可愛がり、一生懸命に世話をすること

をとおして、父を喪った悲しみや辛さを和らげていたことに気づいていった。

また、父の死後数年間は、学業やアルバイト、家計を支える母に代わって家事を取り仕切ることに熱心に取り組んでいたが、就職活動がうまくいかなくなりはじめたころから、気力が湧かずにさまざまなことが思うようにできなくなったため、焦りや苛立ちが募り、自信のなさを強めていったことが語られた。そのなかで「自分が家族を支えなければいけない。だから泣いたり弱音を吐いてはいけない」と感じていたことや、「早く自立し、親を助けなければと張り切りすぎていた」ことに気づきはじめた。そのころから、月命日に父親やペットの墓参りに訪れて気持ちを整理していることが語られたり、面接においても、父の死や家族にかかわる思い出が語られると共に、悲しみを抑え込んで頑張ってきた年月を思い出して涙を流すことが増えた。

このころから不眠や身体症状がしだいに消失してきた一方で、面接が進むにつれて、話の主題が母からの自立と、依存をめぐる葛藤へと移っていった。父亡きあと、家庭を支えてきた母親への感謝の気持ちが語られる一方で、父の代わりに母を支える役割を担わなければならなかったことへの重さや怒りと、そのような思いに対する罪悪感が語られるようになり、このころから、面接をキャンセルすることが増えてきた。カウンセラーが休みについてや、カウンセラーに対する感情について話題にすると、「人に頼ってばかりいないで、早く自分で生きていけるようにならなきゃと焦っているし、頼ってばかりいるといつまでもこの状態がつづいてしまいそう」と語り、治療場面においても依存と自立をめぐる葛藤が起きていることに気づいていった。

家族を支える役割をとらされてきたことへの怒りと罪悪感の葛藤や、本当は自分も人から支えてほしいし、母に甘えたい、一方で母から自立して自分の道を歩いていきたい、という両価的な気持ちに気づくことをとおして、しだいに意欲が出ない状態から抜け出し、少しずつみずからの将来について考え、現実的に行動することが増えていった。そして、資格を取るための専門学校に入り直したことを契機に、専門学校やアルバイト先で、将来について語り合ったり支えられるような温かい人間関係に恵まれたことをとおして、「家庭人としてだけでなく、職業人・社会人としての役割をもつ親の一側面」にも目を向けるようになり、迷いながらも自分の道に向かって進みはじめた。

Aさんの場合は、父親の死後、就職活動の失敗やペットの死などの喪失体験が重なることで、不眠や種々の身体症状が発生し、無気力な状態となった。大黒柱である父親を喪(うしな)ったことにより、家族全体に経済面・社会面・心理面などのさまざまな危機が訪れたため、父親の代わりに母親を支える立場をとらざるをえなかったAさんは、「家族を支えること」「頑張ること」で危機に対応し、外的適応をはかってきた。しかし一方で、Aさんは、父親の喪失を事実としては認めていても、感情的には否認し、悲しんだり怒ったり落ち込んだり、素のままの感情を十分に感じることができていなかったようである。そのようなときに就職活動の失敗やペットの死などの喪失体験が重なることで、頑張りがきかなくなり、悲哀のプロセスを十分に辿っていないことで身体症状や不眠などの病的な症状が現われる状態に陥ったのだと思われる。

　Aさんにとって、ペットは愛着・依存の対象であった父親に代わる対象であると同時に、ペットの世話をすることによって喪失の悲しみを癒す（つまり、Aさん自身の癒されない感情を、主を失った可哀想なペットの世話をすることをとおして満たそうとする）という意味で、ペットはAさん自身でもあったのである。命日の墓参りや家族と父親の思い出を話し合う機会をとおして、少しずつ抑え込んでいた感情を感じるようになり、悲哀の仕事が進んでいった。

　また、青年期のAさんにとっては、経済的・精神的自立やアイデンティティの確立という課題があり、共に支え合ってきた母との依存関係を断ち切って、自分の進む道を探していく必要があった。このときに、親以外に自分のことを理解してくれる友人や恩師、アルバイト先の仲間、カウンセラーなどが存在したことが支えになったものと思われる。これらの人びとは、親とは異なる考え方や生き方をしており、Aさんが自分の生き方を模索するうえでのモデルとなっていたものと考えられる。

(3) 喪失にともなう危機を乗り越えるために

　上記の事例から、思春期・青年期の実際の喪失体験は、喪失にともなう新しい環境や役割の変化への適応（外的適応）という課題と、親からの心理的自立やアイデンティティの確立という課題が重なって起きる。そのため、さまざまな危機が重なることで悲哀の仕事が中断してしまったり、不適応状態へと陥り

やすい側面を有していることがわかる。このような若者を支え、彼らが自分の生き方を見つけていくことを援助するためには、まず安心して感情を出せる場所があること、そしてそれを受け止めてくれる人が存在することが必要である。さらに親とは異なる考え方や生き方を示してくれる対象が存在することが重要であると考えられる。このような対象のなかの1人である治療者について、小此木（1979）は「……この転移をひきうけ、しかも対象を失った人物を食いものにすることなしに、その悲哀の仕事を助ける人物にめぐりあう場合には、ひとりでは達成することができないような、つらく苦痛にみちた悲哀の仕事も可能になっていく」と述べている。

　また、援助を行なう立場である治療者自身も、人生のさまざまな場面で喪失の体験を有しているはずであり、それらの喪失体験に関連した未解決の葛藤や課題を抱えている場合もある。前述のウォーデン（1991）は、グリーフカウンセリングを扱う精神保健従事者は、自身の喪失や悲嘆の体験に目を向けることが必要であり、それによって自身の喪失にまつわる未解決の問題を発見すると共に、自身の援助能力や援助できる範囲の限界を知ることができると述べている。このような支援の環境をとおして、若者は親との関係を再構築すると共に、新たな対象とのつながりを築き、出会った仲間との深いかかわり合いをとおして自分らしさや将来への道を見つけていくことができるのである。

5　社会とのつながり

(1) 子どもの貧困とその現状

　地域や社会との関係の希薄化が進んでいる現代社会においては、家族もその影響をさまざまなかたちで受けている。とくに子どもは家族に包摂される存在であるため、家族の抱えるさまざまな問題や病理の影響を受けやすいとされる。不登校、いじめ、非行、児童虐待、家庭内暴力、高校中退、引きこもり、心の病など、子どもや若者の心の問題の一部には、家族の抱える問題や困難が背景となっているケースが見られる。

　とくに21世紀に入ったころから、日本において社会的問題として取り上げられることが増えたのが、子どもや若者の貧困の問題である。この節では、思春

期・青年期の若者から少し対象を広げて、乳幼児から青年までを対象とし、貧困に関する現状や問題、背景を整理しながら、支援の方法や課題について考えていく。

　厚生労働省（2014）によると、17歳以下の子どもの相対的貧困率（相対的貧困率は、等価可処分所得［世帯の可処分所得を世帯人員の平方根で割って調整した所得］の中央値の半分に満たない世帯員の割合を算出したもの）は16.3％と年々増加する傾向にあり、おおよそ6人に1人の子どもが貧困状態にあるという。とくに子どもがいる現役世帯のうち大人が1人の世帯の相対的貧困率が54.6％と、1人親家庭において子どもの貧困が顕著であることが示されている。また、『平成26年版子ども・若者白書』（内閣府，2014）には、経済的理由により就学困難と認められ、就学援助を受けている小学生・中学生の割合は、平成24年（2012年）度には過去最高の15.64％となったことや、日本の子どもの相対的貧困率は世界的に見ても高い（2010年時点でOECD［経済協力開発機構］加盟国34カ国中で10番目に高い）ことなど、日本の子どもをとりまく貧困の状況が示されている。

(2) 貧困が子どもに及ぼす影響

　これらのデータから、失業、離婚、死別、病気など諸事情により親が経済的困難を抱え、それが子どもの生活に影響を及ぼしていることが明らかである。家庭の経済的困難が子どもの成長や発達に及ぼす影響には、①生活の基礎である衣食住が不十分になること、②学力への影響（学用品が買えない、自宅に勉強部屋や学習机がない、塾に行けない、進学をあきらめる、など）、③健康への影響（身体面だけでなく、抑うつ、不安、無気力、引きこもりなど精神面においても）、④親子関係への影響（生活に追われ、子どもと接する時間がもてない、余裕のない生活のなかで心身共に追い詰められてしまい養育不可能となる、虐待に発展するなど）、⑤社会的孤立（対人関係、情報などの面において）、⑥体験の機会が奪われること（友人との交流ができない、習い事ができない、修学旅行に行けない）などがあげられる。

　これら複数の問題を同時に抱え込んでしまい、何重にも困難や苦しみを背負ってしまう子どもが多く、将来を考えるうえでの選択肢を奪われてしまうこと

で、その後の生涯にわたり影響がつづいてしまうこともある。たとえば、「経済的事情によって進学を諦めたり高校を中退する→就職がうまくいかず非正規雇用をつづけざるをえなくなる→結婚するのがむずかしくなる、あるいは結婚しても次の世代の子どもたちに貧困が引き継がれてしまう」などのように、負の連鎖から抜け出せなくなってしまうことが多い。

(3) 貧困の背景と対策

貧困の悪循環が解消されない背景の1つに、日本では貧困を家庭や親の責任とする考え方がある。つまり「親や本人がもっと努力すればなんとかなるだろう」という誤解である。しかし、現実には負の連鎖がつづくことで、どんなに精一杯がんばっても貧困から抜け出せないことが多い（たとえば、非正規雇用では、どんなに働いても最低限の生活しかできない、毎日の生活や仕事で精一杯で正規雇用につながる勉強や資格取得の機会をもてないなど）。

また、日本は他国にくらべて教育への公的支出が少ない国であり、教育や進学にかかる費用の多くを家庭が担っているため、経済的に余裕がある家庭とない家庭では、教育にかける費用に大きな格差が生じてしまう。さまざまな調査において、親の年収や学歴が高いほど子どもの学力が高いことが示されている。一方で、要保護家庭（生活保護を受けている家庭）や準要保護家庭の子どもへの公的支援は十分ではない。

このように、日本において子どもの貧困が長らく解決されなかった背景に、子どもたちに対する公的支援の不十分さに加え、社会の無理解や無関心があることが指摘されはじめ、2014年1月に「子どもの貧困対策の推進に関する法律」が施行された。同年8月には「子供の貧困対策に関する大綱について」が閣議決定され、重点施策として、①教育の支援、②生活の支援、③保護者に対する就労の支援、④経済的支援などが掲げられた。日本では、子どもの貧困問題に対する取り組みがようやく動きはじめたばかりなのである。

(4) 支援と課題

これまで子どもの貧困の現状や背景について見てきたが、最後に、貧困が子どもに与える影響として先に述べたもののうち⑤「社会的孤立」について、こ

の章のテーマである「社会とのつながり」という視点から取り上げたい。

　経済的困難により生活に余裕を失うなかで、家庭そのものが地域から孤立しがちになり、子どももそのような環境のなかでさまざまな体験の機会が制限されることによって、学校や地域社会から孤立してしまうことが多い。親も子どもも、何か困ったことがあったときに相談できる人や本音で話せる人をもっていないことが多い。また、情報を入手するために不可欠なツールとなっているパソコンがない家庭も多く、支援につながるような情報が入ってこないことも多い。人間関係や情報から孤立した環境のなかで、しだいに社会から引きこもり、将来のことを考える意欲や気力を失っていく子どもも多い。

　そのような子どもたちにとって、経済的支援と共に必要なことの１つは、学習支援や生活支援等をとおして、子どもに地域のなかで安心して過ごせる居場所を提供することである。中塚（2012）は、行政、NPO、民間団体、地域住民などさまざまな人が行なっている、社会から孤立しがちな子どものための無料学習支援活動や、仕事などで保護者が不在な家庭の子どもたちが放課後から夜間にかけてスタッフと過ごせるような居場所について、いくつかの取り組みを紹介している。大学生や主婦、教員経験者、会社員などさまざまな経歴をもつサポーターが中心となって、子どもや若者に勉強を教えたり、行事やさまざまな活動を行なうなかで、子どもや若者は、いままでの生活のなかでは体験できなかった多様な人とのかかわり方を体験し、サポーターや仲間から支えられる体験や自分が仲間を支える体験をとおして、しだいにそこが自分にとって安心して過ごせる大事な「居場所」になっていくことが多い。そのような居場所で共に学び、さまざまな体験をすることで、子どもや若者のなかに次第に主体性が育まれていき、学力が向上したり、進学や就職への意欲が生まれてくることもある。

　このような取り組みは、日本全国でまだ十分な数があるとはいえず、地域や自治体による差も大きいため、今後新しい法律のもと、子どものニーズに合ったさまざまな居場所を提供することが必要である。また、親へのサポートも必要であり、経済面、就労面での支援以外にも、子育てや教育面などにおいて、親自身の育ち直しを支えるような支援も重要である（たとえば虐待をする親に対する、子どもとの関係を再構築するための教育的支援など）。

湯浅（2008）は、貧困とは金銭的ゆとりや人とのつながり、精神的ゆとりなど、もろもろの「溜め」（外界からの衝撃を吸収してくれる緩衝材の役割を果たし、エネルギーの源となるもの）が総合的に失われ、奪われている状態であると述べている。このような「溜め」のない状態は、言い換えれば、ほかに選択肢がなく、切羽詰まった、追い詰められやすい状態であるともいえる。親や子どもが地域のさまざまな人や場所とつながることで、家族にとって地域社会のなかに多様な居場所ができ、そこから生まれるゆとりが家族や子どもの成長を支えることにつながっていく。

　子どもや若者の成長を支えるためには、行政的な支援に加えて、子どもや家庭を取り巻く地域社会の人たちによる支援が重要である。そのためには、人と人とのつながりが希薄になりがちな今の社会のなかで、1人1人の大人が子どもや若者の置かれている現状にもっと関心をもち、みずからが地域社会において子どもや若者を支える環境の一員であることへの自覚と責任をつねに意識し、「つながりをつくるために、自分に何ができるか」について真剣に考え、行動をしていく必要がある。子どもや若者の心理臨床に携わるわれわれにとっても、教育、医療、保健、福祉など地域のさまざまな人たちと連携・協働をしながら、子どもや若者の成長を支えていくために必要な支援について考えていくことが重要な課題である。

6　おわりに

　以上、「つながり」にかかわるテーマとして、まず現代の若者の友人関係や親子関係について概観した。次に、関係の喪失が若者の心理や発達に与える影響について述べ、最後に現代の日本社会において問題となっている子どもの貧困に焦点を当てて論じた。

　格差の大きい現代社会において若者の置かれた状況は一様ではなく、一方では社会的・経済的に比較的恵まれた家庭環境にありながら、さまざまな背景により自立の道を見出せない若者もいれば、他方では家庭のきびしい経済状況のなかで希望する道に進むことを断念せざるをえない若者もいる。個々の若者の置かれた状況のちがいを考慮しつつ、思春期・青年期の課題である心理的・社

会的自立を達成できるような支援が必要になる。すなわち、さまざまな現実的制約のなかでも、1人1人の若者が自分に適した道を主体的に選びとっていけるように、経済（奨学金制度の充実や低所得家庭の学費免除など）、教育（無償の教育支援や社会的不適応にある若者が学べる場所の提供など）、心理（悩みや傷つきを抱えた若者への心理的支援）、福祉（虐待等の機能不全の状態にある家庭と子どもへの支援等）、医療（精神疾患を抱える若者や家族への支援）など、個々の状況に即した支援を行なっていくための制度や仕組みや、関係機関同士の横のつながりとしての支援のネットワークをつくることが必要である。そして、困難や悩みを抱える若者たちを支援するさいには、どんなに進展のない膠着した状況に置かれているとしても、彼らがもっている成長力や潜在的可能性を信じ、小さなことのなかにも可能性の芽を見つけ出し、伸ばしていこうという周囲の人びと（家族や友人、学校や地域社会など）の見守りつつ支える姿勢が重要である。

　また、若者を支える側の親に対する支援も重要である。親自身が安心、安定した状態で過ごせることにより、親役割や親機能を十分に果たすことができ、それが子どもの健やかな成長につながる。悩みや困難を抱える若者の背景に、親子関係の問題が想定される場合（養育放棄や、親として無責任な行動をするなど）、若者を支援する立場の人にとっては、どうしても親の不甲斐なさや問題行動に目がいき、親を責めたり批判する視点をもちやすくなってしまいがちである。しかし、親も自身の育ちのプロセスや現在置かれている環境のなかでさまざまな傷や問題を抱えていることが多く、孤立無援の状況のなかで精一杯努力をしてきていることが多い。近年の教育の場において、学校や教師に理不尽な要求を突き付ける保護者の存在が話題になっている。このような親に対して批判し、対立関係を築いてしまうことには意味がなく、保護者の話に耳を傾けるなかで、親の抱える困難や辛さに共感し、何ができるかを共に考えていく姿勢が必要である。教育、心理、福祉、医療等の支援する立場の専門家はもとより、地域社会に暮らす人びととも連携・協力をし、地域社会のさまざまな場で子どもや家族を支えていく環境づくりをすることによって、子どもや若者にとっても、そして親にとっても、この世が無関心で冷たい世界ではなく、つながりのある温かい人間関係や居場所がある、と感じることができる。そのようななかから自分の将来について主体的に考え、一歩を踏み出すエネルギーが生ま

れてくるのではないかと思われる。

[参考文献]

ベネッセ教育総合研究所（2013）：第2回大学生の学習・生活実態調査報告書［2012年］．(http://berd. benesse. jp/koutou/research/detail1.php?id=3159)

Blos, P.（1962）: *On Adolescence. A Psychoanalytic Interpretation*. New York：Free Press. 野沢栄司訳（1971）：青年期の精神医学．誠信書房．

Bowlby, J.（1980）: *Attachment and loss, Vol. 3：Loss：Sadness, and Depression*. London：Hogarth Press. 黒田実郎・吉田恒子・横浜恵三子訳（1981）：母子関係の理論Ⅲ．対象喪失．岩崎学術出版社．

Erikson, E. H.（1959）: *Identity and the Life Cycle：Selected Papers on Psychological Issues*, New York：International Universities Press. 小此木啓吾訳編（1973）：自我同一性—アイデンティティとライフ・サイクル．誠信書房．

Freud, S.（1917）: *Mourning and Melancholia*. Standard Edition of the Complete Psychological Works of Sigmund Freud, 14. London：Hogarth Press, 239-258. 井村恒郎・小此木啓吾訳（1970）：悲哀とメランコリー．フロイト著作集6，人文書院，pp. 137-149.

厚生労働省（2014）：平成25年　国民生活基礎調査の概況．(http://www.mhlw.go.jp/toukei/saikin/hw/k-tyosa/k-tyosa13/)

Mahler, M. S., Pine, F. & Bergman, A.（1975）: *The Psychological Birth of the Human Infant*. New York：Basic Books. 髙橋雅士・織田正美・浜畑紀訳（1981）：乳幼児の心理的誕生—母子共生と個体化．黎明書房．

内閣府（2014）：平成25年度小学生・中学生の意識に関する調査．(http://www8.cao.go.jp/youth/kenkyu/thinking/h25/junior/pdf_index.html)

内閣府（2014）：平成26年版　子ども・若者白書．(http://www8.cao.go.jp/youth/whitepaper/h26honpen/pdf_index.html)

中塚久美子（2012）：貧困のなかでおとなになる．かもがわ出版．

小此木啓吾（1979）：対象喪失．中公新書．

小此木啓吾（1995）：思春期・青年期における Mourning とその病理．思春期青年期精神医学，第5巻1号，85-102.

Worden, J. W.（1991）: *Grief Counseling and Grief Therapy：A Handbook for the Mental Health Practitioner*（Second Edition）. New York: Springer Publishing Company. 鳴澤實監訳　大学専任カウンセラー会訳（1993）：グリーフカウンセリング：悲しみを癒すためのハンドブック．川島書店．

湯浅　誠（2008）：反貧困—「すべり台社会」からの脱出．岩波新書．

[第4章] 共感性

現代青年の共感性
―― 優しさ志向と壁のない共感

現代的なデジタル・ネット社会において、青年の個人的な経験を蓄え、他者と共鳴・共感する力を、心理療法の中で育むことの課題をいくつかの事例をまじえて考察する。

田中志帆

1　青年の優しさ志向

　共感をもって人のことを想うということは、実はとてもむずかしいことでもある。心理療法には、まずもって共感されることを求めて来談される人がほとんどであるし、それはその人がこれまでその人そのもの、真の自己を理解され、共感され、受容されることが希薄であったろう人たちだからである。ただ、100％共感することが不可能であることは、心理療法に携わる人はそのことをよくわかっているであろう。その人自身にならないかぎり100％わかるということはないのである。

　また、共感とは実際に人を前にしたときのみに生まれるものだけではない。次に示す、竹内てるよの詩『ひとりの時』には、傍にだれかがいなくても、他者への共感に満ちた、深い想いが綴られているのではないだろうか。

　　じっとすわってひとりのときほど
　　もっともおおぜいの人間であるときはない
　　私は他人の不幸を自分身内に感じ
　　ひとしく自分の幸せを他人の上にうつし
　　その血を同族のために流す
　　それほど高められたわけではないが
　　けっして孤独ではない
　　　　　　　（竹内てるよ　詩文集「静かなる夜明け」2003，一部抜粋）

表1　小学生に聞いた「あなたは将来どんな大人になりたいですか？」

（　）内は全体の%

1	優しい大人（いい人、悪いことをしない）	199人（28.55）
2	保育士あるいは幼稚園教諭（子どもと関わる仕事）	61人（ 8.75）
3	普通の大人	54人（ 7.75）
4	サッカー選手	39人（ 5.60）
5	先生（幼児教育以外）	37人（ 5.31）
6	野球選手	29人（ 4.16）
7	医療関係の人（医者、看護師、薬剤師を含む）	21人（ 3.01）
8	動物関係の人（獣医、ペットトリマー、ブリーダー）	16人（ 2.30）
8	なし	16人（ 2.30）
9	お金持ち	14人（ 2.01）
10	食べ物屋さん	13人（ 1.87）
11	頭のいい人	6人（ 0.86）
11	美容師（パーマ屋）	6人（ 0.86）
12	サラリーマン	4人（ 0.57）
13	大工	3人（ 0.43）
13	人を助ける人	3人（ 0.43）
13	ゲーム作成者	3人（ 0.43）
14	ピアニスト	2人（ 0.29）

＊本データは，日本学術振興会科学研究費若手研究B「学校画を用いた学級崩壊現象に関するアセスメントと，支援可能性の検討」における研究調査による。

　さて、話は変わって、ここである資料を提示しようと思う。これはいまから約10年前になる、2004年のデータである。関東圏内の小学生に「あなたは将来どんな大人になりたいですか？」という問いに対して、自由記述式で回答した内容についてまとめたものである。関東近郊の5つの小学校の小学3年生から6年生までの男子834人（平均年齢10.37歳、$SD = 1.10$）、女子834人（平均年齢10.43歳、$SD = 1.09$）の回答のうち多かったものの第1位から第5位の回答を集計したものである（表1参照）。

表1のように、第1位の「優しい大人」になりたいが圧倒的に多く、保育士、サッカー選手などの職業があげられているものの、第3位が「ふつうの大人」となっている。調査対象となった子どもたちは、現在はちょうど20代前半の青年期である。彼らは優しい大人になったのであろうか？　彼らにとっての優しさは、何を意味しているのだろうか？　その優しさとは、真の共感性にもとづいた優しさなのであろうか？

2　壁のない共感性と心の外在化

(1)　壁のないプライバシーの公開と共感への欲求

　昨今、青年期の女性の間で、インターネットの動画サイトに自分の化粧の一部始終を投稿し、世界中に公開することが流行っているらしい。個人的な要素の強い化粧は、30代後半の世代にとっては、ある種「恥」の感覚がもたらされる領域の行動であったが、プライバシーの感覚がどうも現代青年はちがってきているのである。たとえば、看護学生が専門学校の講義中に提示された、がん患者から摘出された検体の一部をスマートフォンで撮影し、画像をTwitterで公開するという出来事（2013年7月3日、中日新聞朝刊）、また教育実習生が実習中に起きた学校の出来事や生徒の個人情報を写真に収めてSNS（Social Networking Service）に公開してしまうことが頻繁に起きている。筆者はTwitterやLINEなどに代表されるSNSへの順応と適応性が、現代青少年に存在する、第三者や他者の立場を思いやる気持ちをもとにしたプライバシー感覚の弱さをもたらしているのではないかと考えている。

　ゲルマン（2009）は、SNSは特定の読者を想定して行なわれた投稿であっても、想定を超えた範囲にまで広く頒布されていく特質を有すると述べ、個人情報を介して動画の共有やオンラインゲームをする相手を、ユーザー同士から、いとも簡単に見つけられることを指摘している。しかも、ある人の物語が、そのひと個人だけのものに留まらず、多くの人に共有されてしまい、既知であってもなくても、あるひとの個人的な体験や経験が、多くの人の議論の対象となりうることを、「『境界が曖昧な』社会ネットワーク（'blurry-edged' social networks）」という言葉で論じている。同様に、松前（2014）は、SNSは正確

にどこまで公開され、だれが見ているのかを判別できないという主張を取り上げている。そして重要なのは、本人が自発的かつ積極的に個人情報を公開している点であり、SNSのなかで他者との関係を構築および継続して、共同体の価値ある一員としての地位を確保することは、完全に秘密が確保されているという状況下においては不可能であること、それゆえに必然的に個人情報の提供が不可欠となること、さらにSNSそのものが、利用者がプライバシーのリスクを過小評価する方向に誘導していっていることを述べている。

これを心理臨床的に考えれば、思春期青年が自我同一性を確立するうえでSNSの使用に関与しようとすればするほど、個人情報の提供を過小評価した土台の上で自己表現をすることになり、自身の存在価値を認めるようになることを示唆しているだろう。

SNSに関する、あるデータを提示してみよう。石井（2011）は国内の15歳〜69歳のインターネットモニターを対象にして、計750人に調査を行ない、当該母集団でのSNSの個人情報の開示度を次のように示している（表２）。各種SNSによって、利用者の個人情報に関する規定が異なることから、開示度の分布には有意味な差が示されている。と同時に、利用するためには住所から誕生日まで、開示率が比較的高いことがわかるだろう。人とのつながりや情報開示を検討した高橋・上野・飯島（2012）の日米韓のFacebook利用動向に関する研究では、日本人大学生の平均友だち数は173.7人、韓国は252.1人、米国は562.2人であった。この研究では友だちの数は米国の大学生がもっとも多いが、プロフィール写真の情報公開設定、プロフィール写真の個人識別への配慮、投稿の公開設定については、限定的な情報開示、つまり個人を識別困難にしてプライバシーの開示を限定的にしている傾向は、米国の大学生がもっとも高かった。米国にくらべ、韓国や日本の大学生のほうが、個人情報開示に躊躇せず、だれもが見られるような公開設定にしている傾向があったのである。

この個人情報やプライバシーの開示に対しての抵抗感の薄さは、日本人や韓国人が他者とのつながりや、他者からの評価で自我同一性を確立しようとする文化特性をもっていること、また米国のような情報開示に関する裁判数が少ないためかもしれない。だが、現代青年がいまから約10年前に「優しい人になりたい」と考えていたことを思い出してほしい。土井（2008）は、現代の若者た

表2　各種SNSにおける個人情報の開示度（%）　　　　　　　　　　　　石井（2011）

	mixi	Facebook	モバゲー	グリー	Twitter	χ^2検定
氏名	12.0	76.0	2.7	2.0	11.3	354.8***
性別	80.7	76.0	68.0	66.0	55.3	26.9***
年齢	45.3	55.3	39.3	44.0	24.7	30.8***
顔写真	6.0	46.7	1.3	2.7	7.3	195.8***
住所（都道府県）	78.7	63.3	55.3	55.3	53.3	27.8***
誕生日	40.7	56.0	20.0	26.7	14.7	78.0***
所属会社・学校	10.0	26.0	1.3	0.0	4.0	89.4***
結婚（未婚・既婚）	26.7	36.0	8.7	20.0	16.7	37.8***
趣味・関心	67.3	42.7	29.3	25.3	48.7	68.6***

ちに存在する「優しい関係」という、人間関係の相克や対立点の表面化を徹底的に避けるために、配慮しあうあり方を考察している。「優しい関係」のもとでは、ネガティブなリアクションをできるだけ避けようとするために、プライバシーを開示することのハードルも低くなってゆくと述べている。このような不特定多数への開放性、散逸をもとにした情報開示がベースにあるとすれば、不特定多数の他者からの共感的支持を求めてこそ自我同一性を確立できるという錯覚が生じることになる可能性はないだろうか。

　ボタンを押すことによって、共感のサインや支持を表明するリアクションが求められるが、かりに、それが「優しい人」の反応と同意義になってしまえば、実態のともなわない支持や共感を頼りにすることとなり、虚構に満ちた脆い土台の上に自分の姿が成り立つことになる。ある大学生は「Facebookの友だちリストに載っている人は100人以上いるから、投稿をときどき思い出したように見て、とりあえず『いいね』ボタンを押しているし、内容なんて流し読みですよ。嫌いな人の発言に対して賛同できなくてもネットだし、つきあいですからね」と語っていた。もちろん、SNS上においても、心のこもった思いやりのある応答は間違いなく存在する。相手の立場に立って反応している人も多数いるはずである。そのような配慮と真心のある交流が存在してこそ、心の成長

につながるはずである。

　災害時における被害者支援、交通機関の情報、避難所からの支援物資の情報通信には、SNS が大きな効力を発揮しているのも事実である。ヘルプを求める緊急の発信には、一度に多くの情報に接しメッセージを広げられるメリットは大きい。しかし、次のケースはまだ SNS が存在しない 10 年以上前の青年事例であるが、上記の自我同一性を確立するうえでの危うさを予感させる事例である。

[事例 1]　自殺をほのめかす A さん

　ある男子高校生 A が自殺するかもしれないと言って、同級生の数名の学生が相談室を訪ねて助けを求めてきた。そのなかには交際している女子高生が含まれていた。女子高生は A に別れたいと切り出したところ、A は「これから飛び降りて死んでやる」と脅したという。メールで「死んでやる」メッセージを送って来るので心配になって家に駆けつけると、なんともなかったという。最近では A が「本当に死ぬかもしれない。自分は白血病だ」と言うので、女子高生はそれを信じて憔悴し、心配していた。さらに A は「これから死ぬ」といって、睡眠薬の錠剤を大量服薬しようとする意志を文章に書いてメールで複数の友だちに送った。そのために複数の友だちを巻き込んだ大騒ぎとなったのである。

　このような事例は、現在ではむしろ、SNS ではなくて特定の精神疾患サイトの掲示板などのチャットで、他者との交流を求めているかもしれない。だが、自己の存在意義を他者からの承認に委ねようとすること、そして心の痛みを知ってもらう、共感し、わかってもらうために情報公開を選択したあり方は、現代の多くの青少年がプライバシーの公開に躊躇せず、デジタル社会での交流を求めようとすることと重なっている。この事例では複数のメール送付で騒ぎはおさまった。しかし、現代では日本や海外の他者にも個人の心の内側が解放されていく点で、現時点での自分の感情を発信すれば即時に理解してもらえる、共感してもらえるという万能的空想が強固で際限なく膨らむおそれがある。「境界が曖昧な」社会ネットワークは、自己と他者、私的側面と公の側面が分かれていない、個人の秘匿的側面が軽視された「壁のない共感性」を生み出す。

「壁のない共感性」を求める場合、求める対象の際限はない。この万能感は己の破壊性や暴力の共感や共鳴を求めるかたちで発展するのであれば、昨今の犯罪行為を動画で投稿するという行為に容易につながっていくだろう。

(2)　情緒をともなう記憶の外在化

現代の青少年が、情緒的な体験、たとえばうれしい、悲しい、驚き、嫌悪感を実感した途端、それをスマートフォンで瞬時に写真に収めることは日常化している。おそらく、先の看護学生も検体を見たときの驚きや恐怖感を黙って心の中だけに収めるのではなく、スマートフォンに収めたくなったのであろう。大学の講義の板書、パワーポイントによるスライドもノートに書き写さず、スマートフォンで撮影する学生もいる。いま起こったこと、見たこと、感動状態、興奮状態をホットなまま保存するために、スマートフォンをはじめとする情報機器が使用されており、情緒的な体験が保存される場が人の心や頭ではなく、手に持っている情報機器が記憶の代替になっている（外村，2014）。しかも、ホットな感動を他者に共有してもらうこと、共感してもらうためには、SNSで保存した情報を発信するのが手っ取り早い。

ところが、ネット上に情報が公開されるということは、一度にたくさんの共有が可能となるだけではなく、一度掲載されたら永遠に消し去ることができないという恐ろしさがあることは、あまり意識されていない。人の記憶は時間が立てば忘れ去られるところがあるため、人は、過去における若さゆえの冒険や愚かさは、いずれ自身にも周囲にも時間の経過によって忘れられ薄められて、新しく出発し、成長し、変化してゆく機会を得られる。が、ひとたびネットに掲載された途端、それがネガティブ要素や過ちを含むものであれば、忌まわしい過去を捨て去ることがむずかしく、「一生過去」というデジタルの荷物を背負って生きて行かなければならなくなるという（Solve, 2008）。情緒的な体験が忘却という稀釈で薄れても、ときに鮮明に思い出され、それを再吟味し、ふたたび心の引き出しのなかに戻すという心の機能そのものが外在化されるうえに、他者への拡散的な発信が生じることで、情緒的な体験が保持され、蓄積されることが少なくなっているのではないか。

それとは別に、他者が実存するのに存在しないかのような現象も生じている。

自分自身に没頭していることによって、他者の実在や心情が存在しないかのような現象は、歩きスマホに象徴されているかもしれない。歩きスマホの研究をしている研究者は、視線が画面に集中するために、視野が通常の歩行時の20分の1程度になり、衝突を回避するにも、対象物を認知するのは1.5メートルに接近した時点になってしまうと危険性を主張している。そのデータをもとに、東京・渋谷のスクランブル交差点で1500人全員が歩きスマホをしたらいったいどうなるのか、NTTドコモがコンピュータによるシミュレーションを行なった。すると、他者との衝突が446件、転倒103件、スマホ落下21件で、無事に横断できるのは547人に留まるのだという（読売新聞，2015年　中部朝刊1月9日）。郭（2011）は、いまどきの若者の特徴について、廊下を歩くときにまるで対面で歩いてくる人の存在が目に入っていないかのようにまっすぐ進んでくる、ぶつからないようにお互いに少しずつ横に寄って配慮することがない振る舞いは、車内での化粧や、地べたに坐って物を食べる行為と通じるという。

　そして、このような公共の場における「家の中感覚」は、「家の中」と「公共空間」の区別を無視するかたちで「家の外」に出ることを拒絶したものであり、引きこもりの本質と共通点があるという見解（正高，2003）を用いて、「空間が非常に断片化し、自分の立つ位置がまるで点のように小さく、線としての連続性や面としての広がりが見いだせない、自分の行動を定める基準が点の上の自分しかない」と考察している。つまりは前述のネットでの公開化粧も、歩きスマホの状態も、公と私の感覚の麻痺によって生じている、人がいても自分だけの世界が展開されている「家の中感覚」とも考えられるのである。

3　SNS社会における人間関係と青年期課題──壁のない共感と挫折

　郭の考察は、クライン学派のメルツァーら（1975）が述べた、こころ（対象関係）の次元性の一次元、つまり点の対象関係と、線あるいは面でしかない二次元の対象関係の世界を意味しているだろう。一次元性では、世界の中心は自己であり、その自己から誘惑する対象に向かう直線システムが存在するもので、外的対象への接触は偶発的であり、情緒的な影響は含まれないというものである。対象との満足感と融合とが混同されていて、対象とかかわりをもち、コミ

ュニケートして何かを取り入れられたとしても、それを記憶や思考に利用することができない、マインドレスの状態を意味する（Meltzer, et al., 1975；Cassese, 2001）。そして二次元性とは、対象と自己の表面だけが経験される世界である。面だけ、つまり表皮だけの構造になっていて、心の内部が存在していないために、対象や出来事を取り入れ、それについて考えることができないことに加え、自己のなかの空想や思考や記憶のための空間もないという対象世界を意味する。対人関係においても表面的な接触するだけの機能であり、他者を自己と分離した存在（私とあなたは別者）として理解することなく、その対象の表面的な特徴に同一化し、そしてくっつくように依存し、コミュニケートすることを意味する。

　対象関係の次元性概念は、本来自閉症の対象関係世界を記述するために用いられた概念であるが、画面上のコミュニケーションが中心となった、発散や拡散の文明と化している現代社会においては、その性質をはらんでいる。一次元・二次元性の対象関係のもとに置かれ、顕著に曝されている世代が、現代の思春期青年期の若者ということだろう。だとすると、優しさ指向性がどんな形で表現されているのだろうか。共感するということは、自己と他者の壁のない個人情報の放散に順応して反応することになっているのではないか？　心理臨床現場では、当然社会の歪みが投影され、事例にも影響を及ぼしているはずである。

　また近年、このような公と私の区別の麻痺や壁のない共感性に容易に順応することができず、傷つき、疎外され、躓いた事例に出会うようになった印象を受ける。しかも治療過程では、このような青年たちが順応できなかった世界にふたたび身を投じなくてはならないむずかしさも抱えており、各事例が心理療法をとおして自分自身を掴んでゆく、その行き着く先について治療者として何を支援し、どのような方向に導いてゆくことが望ましいのかを、あらためて考え直す必要があるのではないだろうか。

　次に、これまで述べた現代的なネットワークを背景に、自己のあり方を見失ってしまったと考えられる、いくつかの事例を提示してみよう。

[事例2] SNSを知らなかったBさん

　帰国子女である大学生の女性Bさんは、過去に居住していた東欧の国々は多民族国家で、多様な文化との共存や交流を現実に目にしてきた。大学進学を機に日本に帰国したBさんは、大学で多民族の共存について研究したいと考えたのだった。

　ところが、大学に入学した途端、Bさんの精神的な混乱が生じた。それは大学の友だち関係がSNSによって形成されること、所属学科の授業や大学生活に関する情報の数々が直に人を介した口頭で伝達されるのではなくて、SNSを通じて伝達されるためであった。Bさんは、帰国するまではまったくSNSの存在も知らなかったし、使用したことはなかったという。SNSには入りたくないと拒否したかったが、学科全員が入っているというので入ったものの、そのなかで仲のよい者同士の交流のグループが細分化され、自分が所属したグループの中だけで活発な交流と情報のやりとりがなされているという。

　使い慣れないコミュニケーションに躊躇し、グループ内での発言を控えたところ、仲間として認識されなくなって授業に関する情報が入ってこなくなり、大学生活が苦痛になっていった。そして過食症状が出現した。家のなかでは母親がBさんの話し相手となり、Bさんは家に籠って大学を休むようになった。

　この事例は、青年期の心理的離乳の課題がベースにあるにせよ、対人関係が直接的な交流ではなく、個人的な経験や情報のやりとりがSNSをとおして行なわれている日本の大学の現状を受け入れられず、疎外感を味わった結果の過食であると考えられる。彼女は文化のちがいを乗り越えた共存の価値を求めていたのだが、彼女の周囲の大学生は、彼女を含めた他者の心やコミュニケーションスタイルの異なる存在に、配慮するわけではなかったようだ。携帯電話の画面上のグループで展開されるおしゃべりに存在しない人は、「不在」であるのと同等に近く、それゆえにBさんは引きこもらざるをえなくなったのだろう。文化や宗教のちがいという壁を認めたうえでの共感を求めたのだが、壁のない共感、そして画面に登場しなければ存在しないとみなされやすい、現代的な排他現象によって傷ついたともいえるのではないだろうか。

[事例3] SNSに乗り遅れたCさん

　Cさんは高校時代に不登校となり、数年間の引きこもりの生活がつづいていた20代の女性である。Cさんは自分自身の核がないまま親の期待に応えることでつくってきた優等生の自分を放棄したいと考えていた。それで、高校進学のさいに親の期待に応えていた自分を打破しようと思い、あえて実力よりもランクを下げた学校を選んだのだった。高校に入って第1日目、クラスの生徒全員が集合して自己紹介と共にメールアドレスの交換をしていた。Cさんもアドレスの交換をしたが、その後、何もしなかった。しかし、クラスの他の生徒たちは、知り合った第1日目の夜通し、メールアドレスを交換した相手すべてに「友だちになってね」とさかんにやりとりをしていたのだという。翌朝、Cさんは「乗り遅れた」と悟った。Cさんのまったく知らない会話や情報がクラス中で展開されていて、話の輪に入れなくなってしまったという。以後、Cさんは心を閉ざし、結局、退学するに至った。数年の引きこもりの末、CさんはSNSをとおして人間関係をつくろうと考えて実行に移し、新たな人との出会いを数年ぶりに経験した。

　不登校と引きこもりの原因は、複雑な要因の絡み合いであるが、自我の芽生えと反抗心から選択した環境によって、心傷ついて退却したケースでもある。事例2と同様、新しい他者との出会いが、ある程度の時間軸の存在や経験を通した人格との出会いではなかったことが躓きの元となっている。
　Cさんは、趣味や興味の一致、価値観の共鳴や、気が合うかどうかで徐々に親しさが増すのではなく、メールのやりとりのみで友だちづくりが行なわれるという世界にはなす術がなかったと語っていた。心傷ついた末に自室にこもってしまうようになったが、ふたたびの社会参加をめざしたところでハードルが低い方法として、SNSを使用することになったというパラドクスが生じている。

[事例4] ゲーム依存のDさん

　不登校がつづいている高校生のD君は学校では成績優秀である。きびしい受験勉強に取り組み、兄と同じ有名な進学校に入学した末の不登校だった。筆者が「不登校になったストレスや原因ってなんだと思う？」と聞いても「わから

ない」と答える。反抗期があったかについて、両親に問うと「とくになかった」という。さらにD君に「今ほかに困っていることはない？」と聞いても、やはり「とくにない」と答える。そのようなやりとりをしている間も、面接室に持ち込んだタブレット型コンピュータが気になって気になってしょうがない様子で、しきりに画面を覗き込んでいる。「何がそんなに気になっているの？　もしかしてゲーム？」と聞くと、「そうです」とうなずいて答えた。不登校になって以来、家に籠っている間は、学校の友だちとオンラインゲームをして過ごしているのだという。すでにゲーム依存の状態の域に達しており、ゲームを止めずにはいられないと語った。それ以外の意思表示に対して筆者が質問するたびに「わからない」と答えつづけ、自己の感覚や感情を察知する力がまだ育っていないようだった。

　自分自身の心や内面の感情の動きはもちろん、他者の心を忖度するまでには心が成長していないのかもしれない。学業は優秀であったとしても、自分自身が抱えている困難さから目を背け、ひたすらゲームに没頭しており、心の中を見つめることには不慣れなのだろう。学校生活から退避することによって生じるであろう、学校を休んでいる立場だから同級生に顔向けができない、授業を受けていない自分がこんなことをしていていいのだろうか……といった葛藤が希薄で、同級生とゲームでやりとりをすることに抵抗感がなかった。内的な葛藤や感情は外在化やゲームによる気の散らしで、存在しないことになっているのかもしれない。現在、ないしこれからの不登校のケースでは、内省に基づく自己理解の経験、自己感覚の感受性をもまずはじめに構築していくことが課題になってゆくのではないだろうか。

4　現代青年の心理療法で、私たちは共感をどう考え、どう伝えるのか

　いささか、内面に焦点を当てた力動的な心理療法の視点とはかけ離れて、外側の社会的な要素についてばかり論述をしてしまったかもしれない。専門的な話に戻ると、精神分析的な心理療法においては、クライエントの内面の葛藤や無意識を拾い上げることが、何よりも重要であるし、その実践そのものを意味

する。しかし、多くの青少年が拡散的かつ大量発信が可能な万能的共感を求めることが容認され、それが現実化している事実、記憶という心の引き出しが情報機器に移行してしまっている現象が起きているため、心理療法の将来を考えてみる必要性を訴えたいのである。

　幼稚園教諭として働いている筆者の教え子の話では、幼稚園の粘土遊びで「好きなもの作ってごらん」というと、子どもが白い紙粘土で四角いものをこしらえはじめるのだという。「なあに？」と聞くと「スマホー」と答えが返ってくる。幼児の空想世界のなかで、それは「モシモシー」と幼稚園のお友だちや先生、両親やおじいちゃんやおばあちゃんとお話ができる道具、伝わってほしいというコミュニケーションへの渇望を意味している、と教科書的には考えられるかもしれない。だが、スマートフォンは、電話の機能だけではない。記憶媒体でもあり、音楽も出てくる、アプリという便利な機能があって、その象徴的な意味は無尽蔵であるかもしれない。いったいどのような象徴的解釈が可能になってゆくのだろう。教え子は、ほかにも親に代わって子どもを叱ってくれるアプリが存在することを教えてくれた。親が設定した時間に鬼から電話がかかってくる仕組みになっており、その電話に子どもが出ると、電話の主の鬼が「お前が悪さをしたことを知っているぞ」と叱るのだという。

　早期幼児期の体験が、このようなお叱り代行機器とのコミュニケーションであったクライエントが、将来、精神分析的心理療法を受けることになれば、セラピストが伝える「あなたを知ることによって、（心の目で）見えてきたことがあります」と伝えたとしても、クライエントにとっては、つねに親代行の機械的な対象でしかなく、疑わしい虚構であるという空想の発端になるかもしれない。本稿のテーマである個人的な情緒的体験の放散と壁のない共感を、精神分析的心理療法の共感をもってどのように扱えばよいのだろうか。あらためて、共感について精神分析の領域ではどのように理解されてきたのかを、次に概観してみることにする。

(1) 精神分析における Empathy（共感）の定義

　そもそもフロイトは、共感性について多くを語っているわけではないが、例えば「分析治療の開始について」（Freud, 1913）で、「ただわれわれは、彼（患

者）に真剣な関心を示し、最初に浮かび上ってきた抵抗を慎重に解決し」「感情移入」以外の方法をとらない、と論じている。フロイト以降の共感性概念について、表3にチェシック（1998）のレビューや、他の研究から国内外の精神分析家の共感に対する見解をまとめたので、参照されたい。精神分析についてある程度の知識をもっている方は、共感の重要性を強く主張していたのが、自己心理学派のコフートであることはよく知っているだろう。もともとコフートは、共感を複雑な心理的な輪郭を知覚するための認知様式として定義しており、表3に示したように、共感のもつ3つの機能についても提示している。

　また、イーグル＆ヴォリツキ（1997）は、共感が6つの感性によって記述できると述べていて、聞く（聴く）という意味の共感があることを示している。聞く（聴く）態度というのは、来談者中心療法でいわれる共感のベーシックなあり方であるため、なじみ深いものであろう。われわれは、聴く態度そのものを共感であると考えているところもある。共感とは、情報を集めることであるとリード（1984）とイーグル＆ヴォリツキ（1997）が定義していることは興味深い。情報を集めるということは、観察を含むことであり、共感とは観察をベースにしてクライエントの様子や姿を見て、何かを理解しようとするあり方でもある。正常な投影同一化であり、セラピストの傷ついた対象の投影同一化でもあり、クライエントはセラピーにおける子どもであるという認識をベースにしているという見解もある（Money-Kyrle, 1956）。1人では共感は成り立たず、2者あってこそ形成されるコミュニケーションプロセスであるというのは（Pao, 1983）、対人関係論をもとにした定義である。

　国内においてはどうだろうか。衣笠（1992）は、共感は臨床的には両義的な意味をもつものであるとし、その技術的な問題点について論じている。衣笠は、日本において「共感」は支持的な精神療法のなかでも基本的なものとして受け入れられているが、それは無意識の葛藤の理解を必ずしも必要とせず、クライエントに対する態度や言語的表現、声色などを含めた治療者の全体的な「接近法」を含んでいるとしている。そして、精神分析における臨床的な意味での共感は、母親の乳幼児のサインの読み取りのような「直観」を駆使して、精神内界の無意識的空想や葛藤、苦痛や不安を読み取ることを意味するとした。前者の接近法としての共感的な態度は、クライエントのすべての考えや行為に対す

表3 Empathy（共感）概念の定義

著者	定義
Fenichel（1945）	1 他者に対する同一化。 2 同一化の後の自身の感情の気づき、意識化。
Money-Kyrle（1956）	共感は正常な逆転移からなる。セラピストがクライエントの福利に心配りをしていることを含むが、その心配りはわれわれに存在している破壊欲動に対抗して働く償いの欲動（reparation drive）と、親としての欲動（parental drive）から成る。セラピストの中の傷ついた対象の投影同一化、子どもとしての患者の取り入れ同一化、セラピスト自身の早期自己の投影同一化。
Nacht（1962）	他者の立場を考えるとき、想像が自己の中から他者へと動く感覚を伴い、身体的、想像的な経験両方を意味する。
French & Fromm（1964）	クライエントの無意識とセラピストの無意識の間の直観的コミュニケーション。クライエントが自身の無意識の中で動いているものへの共感を、セラピストの中に誘発する。
Pao（1983）	他者のニーズや欲求を理解することであり、2者あってのプロセスである。一方が理解することを望み、もう一方の人間が理解されることを望んでいて、両者がこれに関与していなければならない。2者はますますより複雑なコミュニケーションを取り結んでいく。
Read（1984）	1 互いの知とコミュニケーション。 2 同時的に生じるプロセス、表現。 3 他者の感情を経験する能力、そして他者に共鳴する反応能力。 4 情報を集めるあり方。 5 他者の精神状態を理解すること、そして共有する内的な体験。 6 特殊な知覚。 7 コミュニケーションの手段であり非合理的でもある。
Kohut（1984）	1 精神分析的事実を発見するための欠くことのできない道具である。 2 それは他者を含むもうとする自己の拡大で、仲間に対する破壊性を妨げるための心理的な絆であり結合。 3 それなくしては人の生を支えることができない心理的な栄養分として、自己によって引き出される人間的理解の反響、受容、承認。Intuition（直観）とは区別される。
Hinshelwood（1989）	正常な投影同一化の有益なものの一つ。共感には同一性の混乱も現実感の喪失もない。
衣笠（1992）	臨床においては共感は両義的な意味を持つ。一般的な共感は治療者の全体的な接近法、つまり共感していることをクライエントに印象づける技法が含まれる。第2の意味は、中立的態度をとりながら、直観を基にクライエントの内的世界を読み取っていこうとすること、その意味づけを行うこと。
Eagle & Wolitzky（1997）	1 共感は理解するための能力に起源をもつ、他者と関わろうとする手段であり、他者に応えようとする手段である。 2 共感は情報を集め、観察する方法でもある。 3 聞く（聴く）という共感。 4 発達的な要求としての共感。 5 コミュニケーションにおける共感。 6 治療動因である共感。
成田（2003）	治療者が自身の心の井戸を深くまで見通すことができるとクライエントの心の井戸と通底する感情にまで至ることができる同型体験。治療者の気持ちと患者の気持ちが同型反転になっていることもある。自分が他人の身を兼ねることはできないという悲哀。
Black（2004）	Sympathy（同情）のより洗練されたもの。他者の精神状態に対して意識的に関与している誰かによってなされる「同一化の試み」の洗練された想像。

る治療者の支持と同意を伝えていくことになり、クライエントの防衛を強化して、ついにはクライエントの真の問題を治療者と共に見つめる機会を失わせてしまうことになるのではないかと述べている。

　クライン学派の分析家は投影同一化として共感を位置づけ、古くはフェニケル（1945）も他者への同一化であると明言しているのに対して、成田（2003）は、互いが分離した独立した個であるという、いわば、「あなたはあなたであって私ではない、私は私でしかないという想いから生じるいつくしみ」であると述べている。互いに他者であることの自覚であると同時に深い共感こそが、精神療法に横たわる人間観であると考察している。この現実的な思考は、ヒンシェルウッド（1989）のいう、共感には同一性の混乱も、現実感の喪失もないという見解と重なるのかもしれない。健康的な投影同一化であっても、完全な同一と一体化ではないということである。セルフマインドという意識が希薄な日本人であるが、成田が述べているのは、分離独立した個を意識することで真の共感が生まれるという意味なのではないかと考える。

⑵　これからの青年の心理療法で共感をどう使い、どう扱うのか

　青年期の心理療法では、クライエントの無意識的空想や、対象関係を扱うのと同時に、自我にはたらきかけて外的現実のなかでの社会的自己を確立するための助けとなり、見失われた自我同一性を再発見することが治療者の重要な役割である（馬場, 2000）。治療における課題は、現代青年がネット上で体験している共感のあり方が、いとも簡単なデジタル画面を見てコメントを呟くとか、共感と支持のためにボタンを押すという行動による接近法であることを考慮する必要があることではないだろうか。そして、不特定多数の境界のない、あなたと私、私と他者、私と見知らぬ他人の区別のない世界、すなわち「公」と「私」という壁のない共感に対して、どう接近し、どう扱うかということである。

　「壁のない共感」を病理とみなすかは、それぞれの心理療法の学派の見解によってもちがうであろう。だが少なくとも精神分析的な理解においては、共感しようとする態度だけでは共感ではなく、無意識的な交流を意味しているため、精神分析的なアプローチが、はたしてこれからの青年にとって共感されて理解

されうるのかという問題が出てくるだろう。精神分析的心理療法を利用したいという青年は減少の一途をたどるかもしれない。しかし、その人がその人である所以を知り、しかも過去も現在も未来も生きていて存在することの意義を共に考えるためには、セラピスト自身が奥行きを持った存在であり、クライエントもまた同じであるという理解なくしては困難であろう。

今後は、共感していることを態度や外的な表現で示すことに重きを置くのではなく、治療的で精神的な成長をうながす共感と、心の成長につながりにくい共感との区別をつける力が求められるのではないか。クライエントによって持ち込まれた万能的な共感（瞬時に大勢の人が私の個人的な経験を共有している、知ってくれる）を現実的なものに修正するためには、内面の情緒的な体験の蓄積が外界に放散してしまうことを食い止めるためには、個人の輪郭と生きている証を明確にするための器としてセッションそのものが機能しなくてはならないからである。輪郭を明確にするためには、セラピストはセラピストでしかなく、あなたはあなたでしかないという個別性を意識した介入が少なくともセラピーの最終的段階には必要となるのではないか。

すでにテレビによる映像情報ですら、断片的なイメージのコラージュであり、人は断片的描写の継続から因果関係や、意識の流れや展開を理解し思考することがむずかしく、感覚優位になることが考察されている（福島，1987）。放散されがちな個人的な記憶にもとづく情緒的な体験を共に見つめるためには、セラピストが一時的にクライエントの記憶の貯蔵庫のような機能を果たさなければならないことが起きてくるのではないか。セラピストがクライエントの空想の内容、語られた内容と因果関係の流れをよく記憶しておかなければ、クライエントから絶え間なく放散される情緒的な体験や空想を、クライエントの所有するものとしてセッションの場で戻すことが不可能になる。だが、セラピストは万能的ではなく人間でしかないので、完璧にクライエントの情緒的な語りの貯蔵庫にはなりえない。そのためにも、限界と輪郭がある個人としての共感性をクライエントのなかに育むことがますます課題になってくるであろう。

[事例5] 自分で人生を引き受けなくてはならないことを悟ったEさん

　弟2人の誕生によって、両親から手をかけられなくなった青年期の女性Eさんは、テレビの画面に没頭することによってその孤独感や寂しさを紛らわすようになった。Eさんに深くインプットされたのは、魔法少女のアニメシリーズであった。その物語は魔法によってさまざまな職業婦人に変身して問題を解決するという万能的な世界であった。やがて青年期にさしかかり孤独感を紛らわすために過食を始めたが満たされることはなかった彼女は、好奇心をもってはじめた現実の趣味も仕事も中途半端に手放すことになってしまい、着実な成長につながらず、どれもつまみ食いに近かった。

　Eさんの話題の主たるテーマは、寂しさを共感してもらうことであり、セッションが10年近く経過しても、年に1回程度の筆者の都合によるセッションの休み、お盆や正月の休みのあとは、筆者に「よくも寂しい思いをさせたな」と思い知らせるための軽い過食と行動化が生じた。セラピストが不在であっても、心に存在しているはずのセラピストの機能は、何年か経過してもクライエントのなかにはなかなか蓄積されていないようだった。

　筆者はあるとき、数年前にEさんが使っている化粧品会社のサービスについて「一生、お肌のケアをしてもらえるんですよ」とEさんが語っていたことを想起した。Eさんに「あなたはこのセッションに何年来ているか理解していますか？」と尋ねた。Eさんはわからなかった。自分で自分がどのくらいセッションを利用しつづけているのか、真剣に振り返って考えたことがなかったのである。これにはEさん自身が衝撃を受けた。これが契機となり、Eさんは自分が自分の人生を引き受けなくてはならないのだと悟り、寂しさや孤独に耐えることの意義と、心理療法のセッションがもらえることを保証するものではないということを、実感をともなって理解できるようになった。

　このクライエントは、デジタル世代よりも若干上の世代である。だが、現代青年のあり方を描き出しているように思う。ある時期まで彼女は画面上で展開される魔法少女の世界と自分自身とを同一化させていた。おそらく、これからの青年はますますその傾向は強まってゆくかもしれない。Web上の姿は画面という面の世界でしかないが、それにしがみつくかもしれないし、理想の自分として保持しつづけようと同一化を試みるかもしれない。カメレオン的表皮の

世界と比喩してもよいだろう。外皮に同一化して変化しようとするあり方を、心理療法でどのように扱っていくのか、重要な課題になってきている。

また、心理療法によって精神的な成長を遂げ、「私は私、あなたはあなたでしかない」と理解し、自分が自分によって立つことが可能となったとしても、クライエントが戻ってゆくところがプライバシーの感覚や公と私の境目の壁がない情報社会であるとすれば、点と面の対象関係に触れつつ生きていくことになるわけである。クライエントもセラピストも真の自己をしっかりと保ちつづけ、多様なコミュニケーションを心のなかで消化し、思いやりのある真実の交流を創造する存在になりうるように——それがワークスルーのプロセスでていねいに扱わなくてはならない重要なテーマになるのではないかと考える、今日この頃である。

[参考文献]

馬場謙一（2000）：精神科臨床と精神療法．弘文堂．

Black, D. M. (2004): Sympathy reconfigures: some reflections on sympathy, empathy and the discovery of values. *International Journal of Psychoanalysis*, 85, 579-595.

Cassese, S. F. (2001): *Introduction to the Work of Donald Meltzer*. Karnac Books. London. 木部則雄・脇谷順子・山上千鶴子訳・解題（2005）：入門　メルツァーの精神分析論考　フロイト・クライン・ビオンからの系譜．岩崎学術出版社．

Chessick, R. D. (1998): Empathy in psychotherapy and psychoanalysis. *Journal of the American Academy of Psychoanalysis*, 26 (4), 487-502.

土井隆義（2008）：友だち地獄―「空気を読む」世代のサバイバル．ちくま新書．

Eagle, M. N. & Wolitzky, D. H. (1997): Empathy: A psychoanalytic perspective. In: Bohart, A. C. & Greenberg, L. S. (Eds): *Empathy reconsidered*. Washington, DC: American Psychological Association, 279-291.

Fenichel, O. (1945): The psychoanalytic theory of neurosis. New York: Norton.

French, T., and Fromm, E. (1964): Dream Interpretation. New York: Basic Books.

Freud, S. (1913): On beginning the treatment (Further recommendations on the technique of psycho-analysis).　古澤平作（1958）：「分析治療の開始について」フロイド選集第15巻，日本教文社．

Gelman, L. (2009): Privacy, Free Speech, and "Blurry-Edged" Social Networks. *Boston College Law Review*, 50, 1315-1344.

Hinshelwood, R. (1989): A dictionary of Kleinian thought. London: Free Association Books.

石井健一（2011）：「強いつながり」と「弱いつながり」のSNS―個人情報の開示と対人関係の比較．情報通信学会誌, 29 (3), 25-36.

郭麗月（2011）：今どきの若者考―診察室での出会い．青年期精神療法, 18 (1), 5-13.

衣笠隆幸（1992）：「共感」―理解の基礎になるものと理解を妨げるもの．精神分析研究, 35 (5), 479-489.

Kohut, H. (1984): *How Does Analysis Cure?*. Chicago: University of Chicago Press.

松木邦裕（1992）：共感することと解釈．精神分析研究, 35 (5), 458-466.

松前恵環（2014）：SNSにおけるプライバシーの期待と保護のあり方―L.Jスゥラホラヴィッツの「プライバシーの社会ネットワーク理論」を手がかりに．*Journal of Global Media Studies*, 13, 75-84.

正高信男（2003）：ケータイを持ったサル―「人間らしさ」の崩壊．中公新書．

Meltzer, D., Bremner, J., Hoxter, S., Weddell, I. & Wittenberg, I. (1975): *Explorations in Autism*. Scotland: Clunie Press.　平井正三監訳（2014）：自閉症世界の探求―精神分析的研究より．金剛出版．

Money-Kyrle, R. E. (1956): Normal Counter-Transference and Some of Its Deviations. *International Journal of Psychoanalysis*, 37, 360-366.

Nacht, S. (1962): The curative factors in psychoanalysis. *International Journal of Psychoanalysis*, 43, 206-211.

成田善弘（2003）：共感, 解釈, 自己開示―他者と出会うということ．精神分析研究, 47 (3), 225-232.

Pao, P. (1983): Therapeutic empathy and the treatment of schizophrenics. *Psychoanalytic Inquiry*, 3, 145-167.

Read, G. (1984): The antithetical meanig of the term "empathy" in psychoanalytic discourse. Chapter 1. Lichtenberg, J., Bornstein, M., and Siver, D. (Eds)(1984): *Empathy (vol. 1)*. Hillsdale, NJ: Analytic Press.

Solve, D. (2008)：SNS世代　プライバシーに無分別な若者．日経サイエンス38 (14), 88-94.

高橋一哉・上野亮・飯島泰裕（2012）：大学生におけるFacebookのプライバシー意識とその行動に関する研究―青山学院大学社会情報学部生をケーススタディとして．情報処理学会第75回全国大会講演論文集 (1), 605-606.

竹内てるよ（2003）：詩文集「静かなる夜明け」．月曜社, pp. 10-12.

外村佳伸（2012）：招待講演　現代の若者と情報環境考．映像情報メディア学会技術報告, 36 (35), 13-16.

中日新聞（2013）：朝刊　7月3日．

読売新聞（2015）：中部朝刊　1月9日．

[第5章] **身体化**

まなざしをめぐる自己形成と青年の身体化

まなざしのなかで人は育まれ自己形成がなされていく。まなざしをめぐる青年の危機の表現としての身体化とその回復過程について金縛りという現象から考察していく。

松本京介

1　まなざしのなかで育まれる人間のこころ

(1)　まなざしと自己形成

宮沢賢治の詩集『春と修羅』の序文は、以下のようにはじまる。

　　わたくしといふ現象は
　　仮定された有機交流電燈の
　　ひとつの青い照明です
　　（あらゆる透明な幽霊の複合体）
　　風景やみんなといつしょに
　　せはしくせはしく明滅しながら
　　いかにもたしかにともりつづける
　　因果交流電燈の
　　ひとつの青い照明です
　　（ひかりはたもち　その電燈は失はれ）

この詩はさまざまに解釈できると思われるが、ここでは自己形成との関連で捉え直してみたい。この詩において、「わたくし」が「現象」として捉えられていること、そして「複合体」のひとつとして捉えられていることに注目して

みると、以下のことが考えられる。

　まず、「わたくし」は「現象」として立ち現われてくるものであり、生まれながらにして備わっているものでないということである。そして、「わたくし」は「複合体」の中から生じてくるものであり、生まれながらにして単独で存在しているものではないということである。

　では、いつ、どのようなタイミングで「複合体」の中から、「わたくしといふ現象」が立ち現われてくるのだろうか。この問いは、詩人の直観を超えて、さまざまな学際領域のなかで取り組まれてきたテーマである。

　それによれば、人間は、誕生してからもしばらくは自他未分化の融合状態にあることが指摘されている。では、いつ、どのようなタイミングで自他未分化の状態から自己が生成され、いかにして自己と他者に分かれていくのだろうか。やがて自己と他者に分かれるという、その結論についてはだれもが知っている。だが、その詳細な仕組みは明らかにされていないのである。あるいは、そもそも自己と他者が完全に分かれることはない、という立場もあるだろう。

　少なくとも、人は、人との関係のなかで育まれていくこと、乳児はミルクを与えられるだけでなく、養育者の呼びかける声やまなざしのなかで自己をつくりあげていくことについては、多くの研究者によって主張されてきた。これまでの心理学や哲学領域に限ってみても、「見る」「見られる」という関係性やまなざしと自己形成のテーマについて、さまざまな研究がなされてきた。以下に、代表的なものについて取り上げてみたい。

(2) ラカンの考え

　ワロン（Wallon, H., 1934）は、鏡に映る自分の像についての子どもの反応から、鏡に映る自己像が自分自身であると認識していく段階について研究した。このワロンの研究に着想を得て、ラカン（Lacan, J., 1949）は「わたしの機能を形成するものとしての鏡像段階」を発表した。「鏡像段階」とは生後6カ月から18カ月の乳児が鏡の中に自己像を発見することに歓喜し、その像と戯れる様子から理論化されたものであり、「わたし」がどのように生成され構造化されていくのかについて検討されたものである。

　人はからだの各部分をまとめあげる神経系の機能が未成熟なまま誕生する。

そのため、生まれてすぐの乳児は運動性という点でも無力であり、個体としてのまとまりをもてない状態にある。だが、生後6カ月を過ぎたころ、乳児は鏡像のなかに、まとまった姿としての自分を視覚的に先取りして発見するようになる。これは「わたし」の生成の原初的な体験となる。

一方、この体験は、主体が外部の虚像にすぎない自分の「コピー」を自分の「オリジナル」であると誤認している点で、また、主体が外部の他者像のうちにしか自己を捉えることができないという点で、人間がつねに主体であることから疎外されてしまう契機にもなっている、とラカンは考えた。

つまり、人間はなんらかの欠如を抱え込んだ存在であり、それが人間らしい欲望をもつことにもつながっているということである。自分のまとまりを鏡像によって先取りしたという原初的体験から、人間は、たとえ幻想であったとしても、みずからの完全性を取り戻そうとし、みずからの欠如や空虚さを満たそうとしてもがきつづける。それは人間の生きようとする何らかの力に結びついているともいえよう。

(3) ウィニコットの考え

ウィニコット（Winnicott, 1967）は、ラカンの鏡像段階論に影響を受け、「子どもの発達における母親と家族の鏡−役割」を発表した。ウィニコットによれば、「鏡の先駆となるのは母親の顔」である。そして、乳児が母親にまなざしを向けているとき、乳児は母親のまなざしのなかに自分自身を見ているとした。それと重なりあうように、母親が乳児にまなざしを向けているとき、「母親の様子がどんな風に見えるかは、母親がそこに何を見ているかと関係がある」とした。このような相互的な関係に支えられ、乳児は母親の表情をあてにしながら、やがて自己感を確立していくとウィニコットは考えた（Abram, 1996）。

(4) メルロ＝ポンティとサルトルの考え

メルロ＝ポンティ（Merleau-Ponty, 1962）は、1950年から51年にかけての児童心理学の講義のなかで、ウィニコットと同じく、原初的な一体感を基盤に子どもの発達について考えていた。そして、自己と他者は1つの系（システム）における2つの項であるとして、他者認識に先立つ自他未分化の融合状態を

「融合的社会性」として検討していた。さらに、このアイディアを練り上げ、「間身体性」という概念を発展させていった（Merleau-Ponty, 1959）。

　一方で、メルロ＝ポンティ（1962）は、ワロンの研究成果をもとに「3歳の危機」についても検討している。ワロン（1934）は、子どもが3歳ごろに他者の視線を意識するようになり、自然な振る舞いができなくなる「恥ずかしさ（honte）」という体験について取り上げている。この現象について、メルロ＝ポンティ（1962）は子どもが「単に自分自身の目に見えるとおりのものではなく、他人が見ているところのものでもあると感ずるようになったから」であると解釈している。また、この体験は、5、6歳ごろの子どもに見られる「裸であることの恥ずかしさ」などと異なり、「幼児がただ〈見られていること〉そのことにおいて体験するこわさ」であるという。つまり、この現象は、子どもが、それまでの自他未分化の融合的な関係性から離れはじめた契機であり、子どもが自分固有の視点やパースペクティヴを自覚しはじめたということである。

　このようなメルロ＝ポンティの「3歳の危機」についての見解は、サルトル（Sartre, 1943）のまなざし論の影響があったと考えられる。それというのも、すでにサルトルが他者のまなざしによって自己が物と同じように対象化されてしまう現象について検討していたからである。このようにメルロ＝ポンティとサルトルは同様の現象に注目した点で一致しているが、一方で、2人の対人関係論はずいぶんと異なっている。メルロ＝ポンティ（1962）が自他の区別が行なわれる前の融合的な段階を想定していたのに対して、サルトル（1943）は自他を認識の対象として固定して論を組み立てていたからである。そのため、サルトルは別々の人間同士がまなざしあい対象化しあうような相克的な対人関係を主題にせざるをえなかった。

(5)　まなざしの「抱え機能」と「揺さぶり機能」

　ここで、まなざしと自己形成のこれまでの研究について簡単にまとめてみたい。神田橋（1990）は、精神療法のすすめ方について「抱え」と「揺さぶり」の2つの側面から詳述しているが、自己形成にかかわるまなざしについても「抱え」と「揺さぶり」の2つの機能があると考えられる。

人は、あたたかいまなざしに見守られるなかで育まれ、発達が促進されていく。これは、まなざしのもつ「抱え機能」であり、ウィニコットの考えに代表される融合のなかでのまなざしである。一方、きびしいまなざしでにらまれると、人は脅かされ、制止状態となる。これは、サルトルの考えに代表されるまなざしであり、まなざしのもつ「揺さぶり機能」の強度が高すぎるために生じた現象であると考えられる。ほどよい「揺さぶり機能」をもつまなざしであれば、そのなかで人は背中を押され、分離が促進され、成長をとげていくだろう。このように、まなざしのもつ「抱え機能」と「揺さぶり機能」が相互にほどよく作用することによって、子どもの自己が形成され、子どもは家庭から社会へと開かれていくのだと考えられる。

2　まなざしをめぐる青年の身体化

(1)　個別性と社会性

　ところで、メルロ＝ポンティ（1962）が「3歳の危機」として問題にした時期は、フロイト（Freud, 1905）の発達理論でいえば「男根期（3～6歳ごろ）」にあたる。この時期になると、子どもはペニスの有無という解剖学的な性のちがいに気づくようになる。そのような認識にともなって、子どもにとって父親（あるいは、養育者以外の他者）の存在が大きなものとなってくる。さらに、子どもは、母親（あるいは、主たる養育者）が自分だけに関心を向けているわけではなく、父親にも同じような関心を向けていることを知るようになる。そして、子どもはそれまでの母親とのナルシシズム的な愛の関係を失っていく。母と子という2人だけの関係でなく、母と子と父の3人の人間的な交流のなかで発達が進むようになる。そのさい、3人関係のなかで、子どもに生じる、両親に対する複雑な愛憎のこころ模様を「エディプス・コンプレックス」とフロイトは名づけた。

　滝川（2003, 2012）は、エディプス・コンプレックスについて、子どもがこれまでの自己中心的な2人関係（かけがえのない自分）の世界から、社会的な3人関係（大勢のなかのひとりの自分）の世界へと関係意識が開かれる過程でぶつかる複雑なこころ模様であると再定式化した。そして、これ以降、人間はこ

の二重の自分に対してバランスをとって生きてゆくことになると述べた。中井・山口（2001）も「かけがえのない自分」と「大勢のなかのひとりの自分」の矛盾のうえに、「それ以上詮索せずに乗っかっておれること」が人間の成熟であると述べている。

このように、3歳以降になると、子どもは「かけがえのない自分（＝個別性）」と「大勢のなかのひとりの自分（＝社会性）」のあいだで揺れ動きながら、自己を形成していくのだと考えられる。

(2) まなざしをめぐる「第二の鏡像段階」

思春期になると、青年のからだは著しく変化し二次性徴を迎える。身長の伸びや体重の増加が加速するだけでなく、男子では変声や精通を、女子では乳房の発達や初潮を迎える。それは、性的成熟による獣性を帯びたからだの変化であり、青年のこころを大きく揺さぶることになる。

青年のからだの変化にともない、他者のまなざしも変化していく。そして、青年は自分を見つめる他者の視線を過度に意識するようになり、他者の視線をみずからの視線として取り入れざるをえなくなる。このような状況によって、かつての男根期における個別性と社会性のテーマが再燃してくる。青年は、かけがえのない自分のオリジナルとは何か、といった個別性のテーマや、自分は世間からどのように見られているのか、大勢のなかのひとりとしての自分をどのように社会のなかに位置づけていくのか、といった社会性のテーマに直面せざるをえなくなる。こうして、青年は、自己に対する意識が高まっていくなかで、こころのなかで「見られる自分」と「見る自分」が生じるようになる。

これは、「第二の鏡像段階」と呼べるような時期であるといえよう。青年は、鏡を見るたびに、新たな自己像を視覚的に先取りせざるをえない。鏡に写る自分の姿や他者のまなざしの移り変わりによって、青年は思春期的なからだの変化に否応なく直面させられる。そして、このような自己像のゆらぎは、アイデンティティのゆらぎと重なっていく。ときとして、青年のこころを不安にさせることがあるだろう。

中井（2003）は、このような時期に見られる現象の1つとして、少女たちの描画に注目し、「中原淳一の絵みたいな、目が大きく、きらっと輝いて、あご

がほっそりして、髪の毛が長い少女の顔のステレオタイプを現実の少女たちがよく描く。だいたい小学校四年生、十歳ぐらいからはじまって、中学校くらいで交換日記と共に終わるようです」と指摘している。そして、このような行為は、変化してやまない身体に対する対抗として、変わらないものを示すために行なわれるのではないか、と解釈している。

2010年代以降、カメラ付きスマートフォンの普及によって、現代では絵を描く行為に加え、青年がみずからを被写体としてカメラに撮影する「自撮り（selfie）」がさかんになっている。青年は自撮りを文化として楽しんでいる。一方、なんども撮り直しをするような執拗な自撮りや過剰な写真加工などの行為は、他者から見られる自己像を視覚的にマネジメントしようとする自我のあがきのようにも捉えられる。それは、摂食障害にある人が万能的に体重をコントロールしようともがきつづける行為と重なる。

いずれの行為も、中井（2003）のいう「変化してやまない身体に対する抵抗」であると解釈できる。思春期にある青年の場合、性的成熟により獣性を帯びてきたからだの変化からなんとか距離をとるためになされる行為であると考えられる。

(3) 青年の意識の先鋭化と身体化

思春期・青年期に見られる青年の「身体化」についても、みずからの身体性に根ざした性衝動のようなドロドロとしたもの（外傷的なほどに強度の高い内的刺激）から、青年がなんとかして距離をとるためになされる行為であると考えられる。

ブロス（Blos, 1962）は、青年期に見られる防衛機制として「知性化」や「禁欲主義」をあげている。このような防衛機制も、性衝動の高まりから自分のこころを護ろうとする青年の工夫であろう。だが、そのような対処が過ぎると、青年の意識を先鋭化させてしまうことにつながり、こころの葛藤の強度を高め過ぎてしまう可能性がある。

浜田（1999）は、身体とことばの関係性について省察し、「身体がその生身で直接に生きる世界とは別に、ことばがそれだけで独自に開く世界がある」と述べ、「ことばは身体に根ざし、それでいて身体を超えるもの。そうした両義

性を本性とする」と指摘している。

　このような観点から見ると、青年の知性化や禁欲主義などの対処や、青年の意識の先鋭化や自意識の高まりによって、青年のこころが、からだのもつ限界を容易に超えようとする状況が考えられる。本来、性衝動とはからだに根ざしたいのちの自然なはたらきであり、個別性の最たるものである。だが、青年が世間の目などの社会性を重視しすぎるあまり、みずからの個別性から距離をとりすぎると、やがて、みずからのからだの限界を突破しようとする事態となる。

　このように、こころの葛藤を自我が処理しきれないときに、それが溢れ出し、からだに表現される行為が身体化であるといえよう。これは、心身の乖離状態（こころとからだが調和していない状態）であると考えられる。

3　金縛りという現象

(1)　金縛りとは

　本稿では、思春期・青年期に見られる身体化の具体例として、「金縛り」という現象を取り上げたい。金縛りとは「睡眠中に生じ、自発的に動いたり話したりできない状態で、不安感をともなうことが多い。種々の幻覚をともなうことが多いが、とくに胸の上に何かが乗っていたり誰かがいるような気配であることが多い」と定義されている現象である（石束・福澤, 1990）。青年の身体化を検討するうえで、金縛りを対象とすることは以下のような利点があると考えられる。

　まず、身体化とは、心身の乖離状態であると考えられるが、金縛りも「こころ」では「動きたい」と思っても「からだ」が「動かない」という、まさに心身が乖離している現象であることがあげられる。

　次に、金縛りは医学領域では「睡眠麻痺」として睡眠障害に分類されているが、民間伝承として世界各国に知られている現象であることがあげられる。わが国においても、金縛りはよく知られており、大学生までに40〜50％が一度は体験している（竹内, 1998）。一般に、金縛りは夢と同様に病理現象として捉えられておらず、摂食障害などにくらべて、体験した本人にとっては語りやすいものであるといえよう。

また、金縛りを初めて体験する年齢として、もっとも多いのは青年期であることがあげられる。そのピークは女性では15歳、男性では17〜18歳である（Fukuda, et al., 1987）。この時期は、ブロス（1962）の発達区分によれば青年期中期に該当し、こころとからだの変化が相互に影響しながら進行していく時期である。このような時期に金縛りを初めて体験する人が多いということは、こころとからだのずれと金縛り体験とのあいだになんらかの関連のあることが指摘できるかもしれない。

　さらに、金縛りは、まなざしをめぐる現象のひとつでもある。西山（1968）は、金縛り時の入（出）眠時幻覚の本態はヤスパース（Jaspers, K.）のいう「実体的意識性」であるとしたが、筆者らの調査研究においても、金縛り時の入（出）眠時幻覚のなかで「何かがいるような様子があった」という「実在感」を体験することがもっとも多かった（松本・本多, 2008）。実体的意識性という実在感や気配の感覚は、原初的なまなざし体験と関連があると思われる。

　このように、金縛りについて検討することで、まなざしをめぐる青年の身体化についての理解を深めることができるのではないかと考える。

(2) 金縛りの心理的意味

　フロイト（1900）によれば、金縛りのように、夢のなかで運動制止の感覚と不安が結びつく場合、そこには意志の葛藤があるとし、それは性衝動の蠢きと、その否定の表現であるとした。

　このフロイトの考えを踏まえ、ジョーンズ（Jones, 1931）は、金縛りや悪夢の心理的意味について検討し、それは性衝動の高まりと、それに対する葛藤の表現であり、近親相姦的な願望に関連しているとした。たとえば、金縛り時に生じる「胸の圧迫感」について、女性が性行為のさいに仰向けになることが多いことに関連づけて解釈している。この金縛りについてのジョーンズの解釈は、現代の精神分析学から見ると、あまりにも直接的であり、一般的とはいえないだろう。

　筆者は、金縛りの心理的意味について検討するために、金縛りを体験した大学生28名を対象に、半構造化面接による調査研究を行なった（松本, 2011）。金縛りの内容や連想について聴取し、トランスクリプトの分析には質的研究法の

1つである解釈学的現象学的分析を援用した。

その結果、金縛りの心理的意味として「①依存の抑制と不満」「②独立への不安と罪悪感」「③自分の確立への迷いと疎外」「④『他人から見られる自分』の意識」「⑤『理想の自分から見られる自分』の意識」の5つのテーマが抽出され、それらは「依存と独立の葛藤」と「『見る自分』と『見られる自分』の葛藤」の2つの主要なテーマに集約された。いずれのテーマも、思春期的な葛藤にかかわると考えられた。そして、金縛りは個体内の生理学的過程として捉えられるだけでなく、こころの葛藤を自我が処理しきれないときにからだに表現される行為であり、他者に向けられたメッセージとして関係のなかで理解される可能性をもつ現象であることを示唆した。

4　事例：まなざしをめぐる金縛り体験の語り

先述した松本（2011）の調査研究から、金縛り時に何かが登場し、その登場物から見つめられる体験をした2人の事例について、まなざしをめぐる金縛り体験の典型例として取り上げたい。なお、2人の語りの引用は「　」に、また2人の語りにおける……は中略、（　）内は筆者による補足である。

[事例1]　A子（19歳）の金縛り体験の語り

A子は、高校3年生（18歳）のころに金縛りを体験した。金縛り時に「赤っぽいイメージのおかっぱの少女」が見え、そのおかっぱの少女は1メートルくらいの大きさで、自分の真横で寝ていた。お互いに顔を向きあわせている状態で、その少女が「不気味に笑っているような感じがした」「怖かった」という体験をした。A子は、金縛りを体験した当時、部活の競技での成績が伸び悩んでおり、受験のストレスを感じていたという。

当時、A子は自分が取り組んでいる競技の成績を活かして、体育学部の推薦入試に出願するかどうかを考えていた。ところが、競技の成績が伸び悩んでおり、出願資格をギリギリ満たさない状況であった。そこで、自分が体を壊したときにお世話になった看護師や理学療法士も含めた医療にかかわる進路も検討していた。しかし、インターハイが近づいていたので、悩みながらも、競技の

成績を伸ばすことに専念していた。

「あんなにつらい練習をしてるのに、なんでタイムが出ないんだろうとか、後輩とかは順調に伸びていったりしていて、もう練習に行きたくないっていう感じ。でも、やんなくちゃいけない」

当時のつらさに耐えられたのは、競技のコーチ（60代、男性）の存在があった。コーチは「いま、お前にとって、これこれが必要だから、この練習をしなきゃいけないんだよとか、なんかやる気にさせてくれる」ような「すごくいいコーチ」であった。一方、部活にはたくさんの後輩が所属していたので、A子はコーチに頼ることに対しての遠慮があった。そのため、A子はコーチに対して「自分だけ見てほしいみたいなことは絶対に言えなくて」という状態であった。一方、競技をやっている仲間は「自己中な子」が多かったという。

「その子、その子でキャラクターがあって『見てください、見てください』って子もいれば、先生に話しかけることもできないような子もいるし、あたしはどっちかっていうと後者のほうだったんで。……なんか、コーチにどこまで甘えていいのかわからなかった。……なんかコーチもあたしのことを、あんまりわがまま言わなくて、黙ってやる子だっていう風に多分思ってて、信頼されてるだろうなっていうのは感じたから、そのイメージを崩しちゃいけないような気がしてた」

だが、ある日、ショックな出来事があった。コーチから「お前ももっと、いろいろな疑問とか口に出して発散すればいい」と言われたからである。「お前も」という言葉から、A子は1年後輩のライバルと比較されたような気がしてショックを受けた。ライバルは、日本のトップに立つような選手でもあった。

「その子は、ほんと自己中で、でも、選手としては素晴らしい性格。負けず嫌いで、なんかそういうことを口に出して、『絶対、今日は負けたくない！』とか、で、負けたら大泣きして『コーチ！　コーチ！』って言ったり。ぜんぶ自分の感情を言える子がいて。選手としてはそういうほうが、そういうんじゃなきゃ駄目なのかなぁって、コーチも言ってて。……なんか、あたし自身をこう、なんか否定されたような気さえして、ちょっとショックでしたね」

当時、コーチの指導方針にも変化があったようで、A子はそれにも影響を受けていた。

「昔は、コーチは『競技を楽しめ』みたいな感じだったんですけど、なんか、段々こう、『記録をださなきゃ』っていうか、『勝たなきゃ面白くないよなぁ』みたいな雰囲気になってきて。まあ、自分も勝たなきゃ面白くないんですけど。コーチもそういうような感情があるんじゃないかなぁって思ってきて」

このようにA子のコーチに対する気持ちにも変化はあったが、「コーチにはやっぱり大事に育ててもらっている」とA子は感じていたため、その後もきびしい練習に耐え、インターハイでは好成績を残すことができた。また、競技の成績で希望する大学の出願資格を得ることができ、推薦入試で合格することができた。

ここまでの語りを終え、A子は、これまでの連想と金縛り内容を関連させて以下のように語った。

「金縛りのときに出てきた女の子は、なんかライバルというか、比較された女の子だったりしたのかなぁって。あと自分自身かなと、いま思いました。……きっと、自分が思っていた以上に、ライバルの子のことを意識していたんだと思うんですよ。……金縛りの女の子が自分自身でもあると思うのは、要するにライバルに嫉妬している弱い自分のこと。ライバルの子は自分より記録はすごいし、『コーチ！ コーチ！』って素直に甘えられるから。……（ライバルに対しては）ああいう風に、ああいう性格にはなりたくないなぁって思ってる反面、ああいう風になれたらいいなぁっていう風にも思ってて。でも、やっぱり自分は変えられなくて」

[事例2] B男（21歳）の金縛り体験の語り

B男は、予備校生（18歳）のころに金縛りを体験した。金縛り時に「人みたいな」「緑の固体みたいなもの」が部屋の隅にいるのが見え、その「目だけがじっときている感じ。こちらを監視しているような、じっとにらんでいる感じがした」「寒気がして、恐怖を感じた」という体験をした。B男は、金縛りを体験した当時、受験をめぐるストレスを感じていたという。

B男は「人みたいな」「緑の固体みたいなもの」からにらまれた体験について連想し、それは現代の人間ではなく、「昔の軍人のような感じだった」という。本人は、予備校時代によく戦争についての本を読んでいた。

[第5章] 身体化　　089

「当時の人に（予備校時代の）自分の生活態度とか、何か（当時の人に）見られてる、っていうか。忠告っていうか、その怒りみたいな、そんな感じで、『別の世界』が、もしも、あるとしたらなんですけど、そういう方（当時の人）が怒って、見ていらっしゃるんじゃないかな、っていうことは考えました。見られてたっていうか。浪人はよくなかったっていう印象が、自分にはあって、だらけてしまったなと。甘えているっていうんですか。それに対して、苦労してらっしゃるじゃないですか、他の時代の方は。それ（当時の人）が（だらけた自分を）見たら、どう思うのだろうということは、ちょっと悩みました」

B男は家族に対しては、「両親にはそれなりに、いま、返せるじゃないですか。やってもらったものは返せるっていう状態なんですけど。（両親からは）期待してもらっている感じなんですけど」と語った。一方、「当時の人」に対しては、「もしも、（当時の人に）いつも見られているとしたら、自分は完全じゃないし、（自分には）甘えている部分もあったりするから」と語った。

B男は、「高校時代は結構だらけてましたね」と語り、その様子は両親に「バレてなかったと思う」という。だが、「当時の人」が実際にいたとすれば、「本当のこと（自分がだらけていたこと）を全部知られちゃっている感じ」なので、「すごい引け目みたいな、自分に対しての引け目みたいな」ものを感じるという。そして、「当時の人」のような、そのような存在がいるわけがないと現実には認識していながらも、金縛り体験の当時は、そのような存在がいるのではないか、と半信半疑であったという。

「いつも、見ているわけじゃないんだけど、その、霊体験と言うか、金縛りにあったときは、『やっぱり見られてたんだ』、とか、『やっぱりいまの自分じゃだめなんだー』と、どことなく不安になってたんですけど。実際に、その、形に見えた。……ちょっとゾッとしました。……その存在は、理想の自分を知ってる他人みたいな」

B男は、「当時の人」が「勉強とか、自分がやるべきことをつねにやっていないと許してくれない」ので、「（自分に）隙があっちゃダメだと思ってたんで」と語る。「『当時の人』が望むこと」は過酷なものであったが、当時の「本人の理想」と「『当時の人』が望むこと」は一致していた。

一方、本人にとって、両親はそのような存在ではなかったようだ。本人は父

親について「馬鹿っていうわけじゃないですけど、本当に自分が思っていることは知らないんじゃないかな」と語り、母親も「同じ」であるという。たとえば、本人が「やる気があるんだよって顔をしてれば、実際は眠ってても、机に向かってれば、（両親や先生は）問題ないっていう」と語った。そのため、本人は金縛り体験のショックが大きかったという。そして、金縛り体験後、B男は必死に受験勉強に取り組むことになり、第一志望の大学に合格した。

「（金縛り体験後、受験勉強を）必死にちょっとやりました。真剣に、できるだけ、その欠点を出さないっていうか、理想に近づくようにしていかなきゃなって。……それ以来は（金縛り体験は）ないっすね。不愉快になったりすることはあるんですけど、このままじゃいけないな、という感じは（金縛り体験後も）あるんですけど。それが、別のところで諭される、みたいなことは、それ以来ない」

5　事例の考察

(1)　危機の表現としての身体化とその回復過程

　青年の意識が「個別性」から「社会性」へと開かれていくなかで、ときとして青年は心理的危機を経験し、それによって、こころとからだが乖離状態となり、身体化として表現されることがある。事例の2人は、ともに進路をめぐる危機を経験したが、危機を突破するためにアクションを重ね、やがて回復していった。その過程を経ていくなかで、言葉になりうる「概念性」の領域と言葉になりづらい「身体性」の領域があると考えられ、以上を図1にまとめた。

　段階1は、危機的な状況であり、青年は苦悶状態にある。青年は、だれにも悩みを相談できず孤独な状況にあり、自身の悩みやこころの葛藤との距離がとれず、それらと一体化している。「でも、やんなくちゃいけない」「イメージを崩しちゃいけない」など、自身の標語だけが空回りしているような堂々巡りの状態にある。悩みや葛藤をことばで表現することはできない。身体性から乖離された終わりのみえない煩悶、漠然とした不安に根ざした断片的思考にとらわれた状態である。

　段階2は、身体化の状態である。段階1の状態が限界となり、こころの葛藤

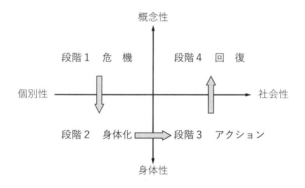

図1　危機の表現としての身体化とその回復過程

を自我が処理しきれなくなり、からだで表現することでなんとか対処しようとしている状態である。青年の危機的な状況に他者が気づく場合もあるが、青年自身が他者に助けを求めることは少ない。

　段階3は、なんらかのアクションを起こす局面であり、身体化に至った危機的な状況そのものを青年自身がなんとかしようともがきつづける過程である。この段階では、青年自身が他者に助けを求めることもできる。

　段階4になると、青年は危機から回復している。段階1での危機や困りごとについてはなんらかの折りあいをつけており、青年は自分らしさにつながるような方向で納得した人生を歩みはじめている。青年は、自身のこころの葛藤や悩みとも距離がとれており、事後的に、ある程度それらを他者に言語化することもできる。

⑵　A子の危機とその回復過程

　A子の場合、段階1では、競技の成績を活かして推薦入試に出願するかどうか、あるいは競技の成績を伸ばすことをあきらめ、まったく別の医療にかかわる進路にするかどうかという受験をめぐる葛藤があった。また、競技の成績を伸ばすために、自分のライバルのように感情を出し「自己主張する」ことが必要なのではないかとA子は感じるようになり、感情を出せず「自己主張できない」自分とのあいだで葛藤が生じていた。さらに、信頼しているコーチから感

情を出し「自己主張する」ことをすすめられたことや、コーチの指導方針が変化し、「競技を楽しむこと」ではなく「競技の記録を出すこと、勝つこと」に重点が置かれるようになったことも、Ａ子の葛藤を深めることにつながった。このような状況について、Ａ子は当時、信頼しているコーチにも相談できず、ひとりで悩みを抱えることになり、苦悶状態にあったと考えられる。

　段階２になると、Ａ子は、金縛り状況で「赤っぽいイメージのおかっぱの少女」が自分と顔を向きあわせており、見つめられるという体験をした。当時のＡ子は、意識的には「自己主張できない」状態であったが、前意識的にはライバルのように感情を出し「自己主張する」生き方をしたいという「もう１人の自分」がいたことが推察される。それというのも、後にＡ子はライバルへの羨望や嫉妬の気持ちを語っていたからである。そして、Ａ子に嫉妬の気持ちが生じたのは、当時のＡ子が自分に嘘をついており、自分らしく生きていなかったことがあるだろう。

　もちろん、嫉妬を感じていたのは当時の「もう１人の自分」であり、Ａ子自身は意識的にはライバルへの嫉妬をそれほど自覚していなかったかもしれない。だが、金縛り体験のなかでは、そのような「もう１人の自分」が、「おかっぱの少女」として投影され、Ａ子の真横に向かいあわせで登場した。これは、「自分自身」が「鏡のなかの自分」に見つめられるというような体験であったと考えられる。ここでいう「鏡のなかの自分」とは、金縛り時でいえば「おかっぱの少女」のことである。そして、「おかっぱの少女」は、当時のＡ子の人生にとって必要ななんらかのメッセージを先取りしてＡ子に伝えていたと考えられる。たとえば、人生のなかで、もっと感情を出すことや自己主張することがＡ子にとって必要だということである。このメッセージは当時のＡ子にとって、おそらく意識的には理解しがたいものであり、「不気味なもの」としてしか感じられなかった。だが、前意識的にはなんらかの印象をＡ子に残したはずであり、Ａ子の回復過程をたどってみると、このメッセージは確実に届けられ、作用していたと考えられる。

　次に、「おかっぱの少女」の登場について検討したい。「おかっぱの少女」は児童期のＡ子自身でもあったと考えられる。おそらく、Ａ子はかつて素直に感情を出し無邪気に自己主張できていた時期があったはずである。だが、その後、

どこかでそのような部分を置き去りにしてきたのではないだろうか。青年期になり、そのような児童期の自分自身も含めて、これまでの自己を統合していかないと、自分らしく生きることができない。そのため、「もう1人の自分」が「おかっぱの少女」としてＡ子の前に登場したのではないだろうか。Ａ子の自己が統合されていくために必要なイメージを「もう1人の自分」が先取りしてＡ子自身に示しているという点で、この金縛り体験は、自分のまとまりが鏡像によって先取りされて示されるという鏡像段階での体験と重なっていたと考えられる。

　段階3になると、Ａ子は競技の成績を伸ばすためのアクションを重ね、きびしい練習にも耐えつづけた。そのような状況を耐えることができたのは、自分を大事に育ててくれているコーチの存在があったからであろう。

　段階4になると、Ａ子は、インターハイで好成績を残し、競技の成績で希望する大学に合格することができた。おそらく、段階1の時点からＡ子はかなりの変化をとげたのだろう。Ａ子らしさを失わない程度に、ライバルのように感情を出し、コーチに対しても自己主張することができるようになったのだと考えられる。それは、ライバルの物真似をすることで達成したものではなく、おそらく、コーチの新しい指導方針である「競技の記録を出すこと、勝つこと」について、Ａ子なりに受容していった結果であると考えられる。つまり、自己主張することは、コーチの理想をＡ子自身の理想として取り入れるために必要な要素であり、かつ、自身がもともと持っていた要素に気づくことでもあり、それらを統合していくなかで獲得していった成果である。それゆえに、競技の成績を伸ばすことが可能になったのだろう。

(3) 　Ｂ男の危機とその回復過程

　Ｂ男の場合、段階1では、受験勉強など自分のやるべきことを必死にやる理想的な自己像と、まわりにバレなければだらけてしまう実際の自分とのあいだで葛藤があった。Ｂ男は、予備校時代、戦争についての本を読んでいたことなどから、「軍人」など「当時の人」が現実に存在しているのではないかと半信半疑であった。そして、もしも「当時の人」が「だらけてしまう自分」を知ったとしたらどうしよう、という不安を抱えていた。

段階2になると、B男は金縛り状況で「昔の軍人のような感じ」の「人みたいな」「緑の固体みたいなもの」が部屋の隅にいるのが見え、その存在からにらまれるという体験をした。その存在は「理想の自分を知っている他人」のようなものであったことから、A子の場合と同様に「もう1人の自分」が登場したものと考えられる。この体験は、段階1でのB男の不安が的中したような体験でもあった。そして、B男は「やっぱり見られていたんだ」「やっぱりいまの自分じゃだめなんだ」と強烈に自覚させられることになった。それまでの「だらけてしまう自分」が、ついに引導を渡されるような体験でもあったといえよう。

段階3になると、B男は受験勉強を必死にやることになった。自分のやるべきことを真剣にやるというアクションを重ね、理想に向けて邁進することになった。段階2の体験がB男にとって、かなりの衝撃を与えることになったために、このような変化が生じたのだろう。また、B男の語りから、両親との関係は意識的には葛藤が生じておらず、この時期の両親の存在がB男の支えになっていたと考えられる。

段階4になると、B男は、志望する大学に合格することができた。それ以来、B男は、金縛りを体験することはなくなり、段階2で体験したような、何かの存在によって諭されるようなこともなくなったという。

6 まなざしをめぐる青年の身体化とその支援

(1) まなざしをめぐる青年の身体化の心理的意味

まなざしをめぐる青年の身体化の心理的意味を検討するために、ここでは事例の2人の危機と、その回復過程のなかで共通していたものについて考察したい。事例の2人は、金縛り時に「いまの自分」が「もう1人の自分」のまなざしを感じるという体験をしていた。

先述したとおり、身体化は、こころの葛藤を自我が処理しきれないときにからだに表現される行為であると考えられている。なぜ、からだに表現されるのかについては、からだを媒体とすれば、象徴的な方法で、互いに相反するようなアンビバレントな内容について、同時に表現できるからである（松本, 2011）。

このような観点から見ると、事例の2人が、金縛り時に「もう1人の自分」を登場させざるをえなかったのは、「もう1人の自分」に含まれる心理的意味が、「いまの自分」の意識にとって処理しきれない、アンビバレントな内容を含んでいたからであろう。

　たとえば、「もう1人の自分」は「いまの自分」の人生に必要ななんらかのメッセージを先取りして「いまの自分」に伝えており、A子には自己主張する生き方を、B男には自分のやるべきことを必死にやる生き方を伝えていた。だが、メッセージは先取りして伝えられていたために、「いまの自分」の意識では処理しきれず、恐怖や不気味さを感じることしかできなかった。しかし、前意識的にはなんらかの印象を残し、その後の人生にとってポジティヴなアクションにつながるものとして作用していた。

　ポジティヴなアクションにつながったのは、「もう1人の自分」のまなざしによって、「いまの自分」が相対化されるような体験となっていたからであろう。それは、「いまの自分」を見つめ直す機会につながり、ほんとうに生きるために、自分の人生を問い直す契機となっていた。

　そして、「いまの自分」が「もう1人の自分」を統合していくなかで、事例の2人は、より自分らしく社会につながるような人生を歩みはじめた。社会のなかで生きていくための選択肢はさまざまである。社会性とは、そのなかの何かをあきらめ、何かを選ばなければならないという、その仕組みのことである。そのような選択肢を前にして、みずからの個別性と照らしあわせて、私が私として納得できる人生の選択とは何か。このような問いをほんとうに生きているとき、個別性と社会性が統合される可能性がある。

　神谷（1966）は、「人間がもっとも生きがいを感じるのは、自分がしたいと思うことと義務とが一致したときだと思われる」と述べている。青年は、個別性と社会性のあいだで折りあいをつけていこうと苦闘するなかで、自分の生きがいにつながるような何かを獲得していくのではないだろうか。

　そのためには、先述したまなざしのもつ「抱え機能」と「揺さぶり機能」が相互に作用することが必要であろう。事例の2人にとって、金縛り体験は「揺さぶり機能」をもつものであり、結果として、それまでの生き方を問い直さざるをえない事態となった。だが、金縛り体験後、A子はコーチなど、B男は両

親など「抱え機能」をもつ多くのまなざしに支えられ、そのおかげで人生を切り拓いていくことができたのだろう。

　おそらく、鏡像段階のような身体レベルの原初的な体験は、人間にとって無意識的なものであり、概念化し尽くそうとすることは不可能である。原初的なまなざし体験も同様であろう。すなわち、まなざしとは無意識的なものを含んでおり、自己の個別性を育み、かつ自己を社会性へとひらく他者のもつ身体的な力である。そのような他者のまなざしがもつ力をみずからのものとして内在化し、引き受けていくことによって、青年は社会化されていく。その過程で青年は身体化を体験することもあるが、その体験が人生の統合をうながす契機にもなりうることが2人の事例から考えられた。

(2)　青年の身体化とその支援に向けて

　これまで事例をとおして、2人の青年が心理的危機から回復していく過程について考察してきた。2人の青年は、とくに専門家による支援を受けずに回復していった。もちろん、2人は孤立した状況で回復したわけではなく、身近な人のまなざしに支えられての回復であった。そのため、ここでは青年の身体化に対して専門的な支援が必要になった場合を想定し、その場合、援助者がどのような心づもりでいればよいのかについて検討したい。

　本稿でまとめた図をふたたび参照すると、段階1における「危機」による苦悶状態にある青年の存在に援助者が気づくのはむずかしいだろう。そして、危機に陥った青年は、その意識を先鋭化させ、やがて身体化をまねく可能性のあることはすでに述べてきた。そうなると、こころとからだは乖離した状態になってしまう。この段階2における「身体化」の状態から、段階3における青年が「アクション」を重ねていく過渡期にかけては、専門家が支援できる可能性があるかもしれない。

　ここでの支援のポイントは、こころとからだの疎通性を回復させていくことである。そのためには、身体化をたんなる身体症状とのみ捉えるのではなく、身体化はこころの葛藤の表現形態の1つであり、それをメッセージとして捉え、クライエントと一緒に確かめあいながら、メッセージの意味をていねいに読み解いていくことが大切である。

読み解いていくための工夫としては、クライエントの思考レベルと身体レベルのあいだにあるイメージを尊重していくことが重要である。心理療法のなかで夢イメージが大切に扱われるように、クライエントの身体表現を正確に理解しようと努めることである。からだに表現されるイメージは、クライエントのこころとからだの疎通性を回復するための手掛かりや、クライエントの自己が統合されていくためのヒントが必ず隠されている。からだから自発的に浮かび上がってくるイメージを信頼することは、神田橋（1993）のいう「無意識（いのち）への信頼」と同じことであると筆者は考える。

　さらに、支援の環境づくりも重要である。安全な環境のなかで安心できることによって、青年期にあるクライエントは性衝動などのドロドロしたものと向きあうことができる。そのような環境のなかで、クライエントの観念化されたことばはゆっくりと、やがてイキイキと動きだし、からだに根ざした生命感を取り戻していく。援助者はそのはたらきに対してポジティヴな存在でありたい。

　そのためには、サリヴァン（Sullivan, H. S., 1954）が述べたように、援助者が何を伝えるのかというVerbalなコミュニケーションよりも、援助者がどのような声の響きでそれを伝えるのかというVocalなコミュニケーションについて留意することが求められる。図でいえば、概念性レベルではなく、身体性レベルでのコミュニケーションや雰囲気が重要であり、それが段階2から段階3にかけてのクライエントを支える可能性をもつ。馬場（1982）は、支援への導入がむずかしい青年期にあるクライエントに対して、まず、援助者が、クライエントにとって「何かの役に立とうとして待機していることが、自然に相手に伝わるような配慮が必要である」と述べている。このような非言語的な態度も含めて、援助者はVerbalやVocalについて、ことばの感性を磨きつづけるしかない。

(3) 性と死をみつめて

　本来、ことばは、性と死のカウンターカルチャーとして誕生した。性や死に直面すると、人間は感情の渦にまきこまれてしまう。性と死は人智を超えた、いのちの本質にかかわるからである。青年の意識の先鋭化や身体化は、渦にまきこまれないためのギリギリの工夫でもあった。ことばは、そのような感情の

渦から身を護るためにも活用されうる。

　思春期を迎えると、人は、現実的にも象徴的にも性や死と向きあわざるをえない。からだの変化を受け入れていくことは、からだの限界を引き受けていくことであり、いのちをみつめることである。それは、性と死を受容していくための準備へとつながっていく。このような大きな課題は、すでに鏡像段階の時期にその萌芽が見られるかもしれないが、少なくとも3歳ごろにはじまり、思春期・青年期に激しく再燃することになる。そして、一生涯にわたって取り組まざるをえないテーマである。

　性と死のテーマに対して困難を抱えた青年と対話するなかで、ときとして、援助者はみずからの性や死の課題と向きあうことがある。筆者の場合、青年と交流するなかで、生は死を含んで成り立つことに気づかされ、いのちの流れがつづいていくことに信頼がおけるようになってきた。

　冒頭に掲げた宮沢賢治の詩で喩えると、"わたくしといふ現象"である"ひとつの青い照明"は消え去り、"その電燈"は失われてしまうが、"ひかり"はたもちつづけていくことに希望を見出すようなことかもしれない。いつの時代であっても、新しい感性をもつ青年たちの苦闘から教えられることは多い。

[参考文献]

Abram, J. (1996): *The Language of Winnicott: A Dictionary of Winnicott's Use of Words*. Harry Karnac. 館直彦監訳（2006）：ウィニコット用語辞典．誠信書房．

馬場謙一（1982）：青年期治療の諸困難．馬場謙一（2000）：精神科臨床と精神療法．弘文堂．pp. 167-172.

Blos, P. (1962): *On Adolescence*. New York: The Free Press. 野沢栄司訳（1971）：青年期の精神医学．誠信書房．

Freud, S. (1900): *Die Traumdeutung*. G.W.II/III. 新宮一成訳（2007/2011）：夢解釈Ⅰ／Ⅱ．フロイト全集，4/5，岩波書店．

Freud, S. (1905): *Drei Abhandlungen zur Sexualtheorie*. G.W.V. 渡邉俊之訳（2009）：性理論のための三篇．フロイト全集，6，岩波書店．pp. 163-310.

Fukuda, K., Miyasita, A., Inugami, M., & Ishihara, K. (1987): High prevalence of isolated sleep paralysis: Kanashibari phenomenon in Japan. *Sleep*, 10, 279-286.

浜田寿美男（1999）：「私」とは何か──ことばと身体の出会い．講談社．

石束嘉和・福澤等（1990）：金縛り体験と入眠時REM睡眠．臨床脳波, 32 (4), 224-228.

Jones, E. (1931): *On The Nightmare*. London: Hogarth Press.

神谷美恵子（1966）：生きがいについて．みすず書房．

神田橋條治（1990）：精神療法面接のコツ．岩崎学術出版社．

神田橋條治（1993）：対話精神療法の骨格．神田橋條治（2004）：神田橋條治著作集，発想の航跡2．岩崎学術出版社．pp. 174-176.

Lacan, J. (1949): Le stade du miroir comme formateur de la fonction du Je telle quélle nous a été révélée dans l'expérience psychanalytique. In：(1966): *Ecrits*. Paris: Seuil. 93-100. 宮本忠雄訳（1972）：〈わたし〉の機能を形成するものとしての鏡像段階―精神分析の経験がわれわれに示すもの．エクリI，弘文堂．pp. 123-134.

松本京介・本多裕（2008）：ナルコレプシーにおける睡眠麻痺を伴う入眠時幻覚の内容と頻度．臨床精神医学，37(12)，1595-1605.

松本京介（2011）：青年の語りからみた金縛りの心理的意味．質的心理学研究，10，135-157.

Merleau-Ponty, M. (1959): Le philosophe et son ombre. *Edmund Husserl 1859-1959, Phaenomenologica IV*, Martinus Nijhoff. 木田元訳（2001）：哲学者とその影．メルロ＝ポンティ・コレクション，2，哲学者とその影．みすず書房．pp. 145-193.

Merleau-Ponty, M. (1962): *Les relations avec autrui chez l'enfant*. Les cours de Sorbonne, Centre de documentation universitaire. 滝浦静雄訳（2001）：幼児の対人関係．メルロ＝ポンティ・コレクション，3，幼児の対人関係，みすず書房．pp. 1-115.

宮沢賢治（1924）：春と修羅．関根書店．

中井久夫・山口直彦（2001）：看護のための精神医学．医学書院．

中井久夫（2003）：身体の多重性．中井久夫（2004）：徴候・記憶・外傷．みすず書房．pp. 330-344.

西山詮（1968）：入（出）眠時の実体的意識性．精神神経学雑誌，70，1127-1146.

Sartre, J.-P. (1943): *L'être et le néant*. Paris: Gallimard. 松浪信三郎訳（2007-2008）：存在と無 I～Ⅲ．ちくま学芸文庫．

Sullivan, H. S. (1954): *The Psychiatric Interview*. New York: Norton. 中井久夫・松川周二・秋山剛・宮﨑隆吉・野口昌也・山口直彦訳（1986）：精神医学的面接．みすず書房．

竹内朋香（1998）：睡眠麻痺．日本臨牀，56(2)，157-162.

滝川一廣（2003）：「こころ」はだれが壊すのか．洋泉社．

滝川一廣（2012）：「こころ」はどこで育つのか 発達障害を考える．洋泉社．

Wallon, H. (1934): *Les origines du caractére chez l'enfant*. Presses Universitaires de France. 久保田正人訳（1965）：児童における性格の起源．明治図書出版．

Winnicott, D. W. (1967): Mirror-rôle of mother and family in child development. In：(1971): *Playing and Reality*. London: Tavistock Publications. 111-118. 橋本雅雄・大矢泰士訳（2015）：子どもの発達における母親と家族の鏡―役割．改訳 遊ぶことと現実，岩崎学術出版社．pp. 152-162.

[第6章] **自立**

自立への歩みを支える
―― 若年離婚の発達的意味とその援助

昨今、子どもは子どものまま早くから大人の世界に入っていく。若い青年の結婚とその破綻には、彼らがこころの発達途上にあることが反映されている。

岡元彩子

1 はじめに

　青年期は自立した個人へと成長するために、義務と責任のないところで自由に役割実験を繰り返すことがゆるされる時期である。この発達段階の特質は実験性とプレイ性といわれる。

　だが結婚と離婚は、役割実験やプレイと呼んで済ませられるほど簡単なことではない。若い青年の結婚は妊娠を機になされることが多いが、そこには自立へと向かう期待と行動とがある。しかし、実際に子どもが生まれると、当初の意気込みとは裏腹に義務と責任が重くなり、奔放に行動するわけにはいかなくなる。彼らは心理的・社会的に発達課題をこなして、自我同一性獲得へと歩む足に重い枷を嵌められながら、歩みを急かされるのである。その環境で逞しく成長していく青年はむろん多いが、また、心理的未熟さと現実対処の力が十分でないために義務と責任を背負いきれず、結婚を破綻させる青年も少なくない。青年期の離婚は、成人の離婚と趣を異にして、青年期特有の心性と深くかかわっている。そして彼らの離婚は、幼い子どもの養育と将来とに密接にかかわる。

　親の離婚を経験した子どもについての心理学的研究では、子どもに与える精神的・身体的影響は、長期にわたり、かつ深刻であるという（棚瀬，2004）。とくに青年期夫婦の子どもはまだ幼いために、親の離婚は心身の発達に根深い影響を及ぼす。そして昨今、問題になっている「子どもの貧困」とも密接に結び

つく。当事者にとっても、「バツいち」と気軽く言葉にしながら、心理的社会的損傷はけっして軽くない点を考えると、安易に短絡的に離婚へと進まないよう、彼らに対して発達支援的な援助が必要である。また、離婚に至った場合でも、本人とその子どものために同様の心理的援助が必要である。

歴史的には、低年齢での結婚がふつうであった。だが、その当時の若い夫婦の結婚生活は、家制度によって精神的にも経済的にも社会的にも支援が得られており、若い夫婦は子育てしながらみずからの精神的発達を進めることができていたのである。しかし現代では、そうした「支援し育てる機能」をもつ実家は少ないうえ、社会的な人間関係はかつてほど教育的ではない。したがって、かつての「家」に代わる、なんらかの「支援し育てる機能」をもつ存在が必要になっている。

これまで臨床心理学の領域では、青年期の心理的問題について、主として不登校やひきこもり、職場不適応など学業や職業との関連か、摂食障害や自傷、統合失調症などの精神的葛藤や障害の問題が多く議論されてきた。したがって、その方面の研究や支援は豊富であるが、精神的に未熟な若年夫婦への支援はさほど豊かとはいえない。本章では、若年の結婚と離婚を心理的に理解し、彼らへの発達支援的な援助について提言したい。

2　若い青年の結婚と心理的発達課題

(1)　年齢範囲

青年期のはじまりは一般に第二次性徴の現われるころとされるが、終わりの時期については、諸説がある。現代では青年期の遷延化がいわれるようになっており、青年期精神療法学会をはじめ精神分析学会、心理臨床学会会誌等の事例研究では、30歳前半くらいまでを青年期と扱っている。結婚についていえば、政府の人口動態調査などの諸統計を見ると30歳を境に離婚に関する態度が顕著に変わり、30歳以上では一般成人に近くなることが現われている。したがって、若年離婚の対象を10代後半から29歳以下とすることも考えられるが、本稿では青年期心性が顕著に表われる10代で結婚し、20代前半で離婚した青年の事例をもとに考察する。

⑵ 対象関係

　青年期は、身体の急激な変化によってもたらされる心理的動揺を解決していくなかで、心身を成長させ、やがて自我同一性を獲得し、社会のなかに立ち位置を得て、経済的な自立へと進むことを求められる時期である。また、活発な性衝動に大きく支配される時期でもある。

　性衝動の高まりは、従来、それをエネルギー源として将来の社会的自立のために必要なさまざまな学習や技術の習得に向けるよう指導されてきた。それは、性衝動が早い時期に行動化として放出され、異性に向けられると、学習や訓練が不十分になるおそれがあり、社会的自立の基盤を固めることをむずかしくさせるからである。性衝動は、幼児期の本能衝動と連動しているために、万能感に満ちた自己愛から、強い自己中心性をもった性的行動化に至ることも少なくない。

　性衝動の高まりは、幼児期の葛藤、主として親への依存と自立への葛藤を再燃させて、不安や恐怖をもたらすために、青年は家庭外に仲間を求め、学校や社会のなかで友人や先輩とより深く交流するようになる。その過程は、集団のなかで成長する時期—仲間集団の段階を経て、対等な友との理解と信頼を経験し、異性と向き合えるところへと発達的に進む。

　仲間集団とは、中学生から高校生がつくる内面的な類似性のある集団で、彼らはともに行動しながら互いに投影や同一化を繰り返して自我同一性の獲得に向かうようになる。このときの集団は、同様の不安を抱えた、孤立をおそれて集まる似た者同士であり、同調しあう仲間であり、依存しあう関係の仲間集団である。彼らは互いに共にいることを求め、注意を向けてもらうことを求め、保証を求め、心の支えを求める。そして異質なものは、自我を脅かすので排除しようとする。

　異質なものを認められるようになるには、仲間集団のなかでの自己主張と見捨てられない経験や認められる経験の蓄積が必要である。異質なものを恐怖し排除する必要なくなると、成長への欲求が生まれ、むしろ一見、自分とは異質な存在に心惹かれるようになる。そして仲間集団段階から離れ、数少ない同性の友と言語的に内面を語り合うようになり、言語をとおしての他者理解、共感性が生じて、自分が選び取ったものとより深い関係をつくっていこうとする。

ここまできてようやく異性との相互尊重的なつきあいが可能になる。

　本来、性衝動の高まりはじめる時期に経験される異性への憧れは、肉体的欲求の少ないもので、異性のもっている雰囲気や外見にひかれるものである（詫摩，1993）。それがいわゆる「付き合っている」という幼い恋愛関係になっても、相手を美化し過大評価しており、たぶんに幻想的である。

　かつては家庭外での依存対象である仲間集団は同性の集団が多かったが、現代では男女混成のグループも多いようである。ここでは、異性もまた、自分を賛美して自己愛を満たしてくれる依存の対象である。性の異なる個人として相手を尊重するほどの異性関係をもてるようになるのは、仲間集団から同性の友をもつ段階へ進み、性同一性が獲得されるまで待たなければならない。

　一方、仲間集団段階の青年は、まだ家庭への依存があり、家庭外での自由な行動で疲れたり挫折したりすると、親や家庭に依存して癒されようとする。幼児期の分離個体化過程における探索と再接近と同様、彼らは外界と家庭を往来しながら、自我を育てていくのである。したがって、このころに結婚した青年が結婚生活のささやかな挫折を経験したとき、2人で乗り越えようとせず、それぞれが原家族に戻るのも不思議ではない。

(3)　若年結婚の発達的意味

　以上みたように、仲間集団で行動する段階の青年は、まだ内省力が育っていないために、自分の気持ちを言語的に十分表現し合うことはむずかしい。したがって、この時期の結婚は、性衝動から結びついた未熟な依存関係でありがちである。そのような男女の夫婦関係には、互いに自分の万能感を相手が満たすことを求める依存性がともなう。エリクソン（1982）は「青年の恋愛というものは、拡散した自己像を恋人に投射することにより、そして、それが反射され、徐々に明確化されるのを見ることによって、自己のアイデンティティを定義づけようという、1つの試みなのである」といい、この時期の異性関係は、まだ相手に自分を投射する関係であり、愛情関係ではないという。

　日本では、法的に結婚は女性16歳（平成28年現在）、男性18歳で認められるが、この年齢に近い若い夫婦は、まだ自己像さえ形成過程にある依存的で自己中心的な心性を抱えながら、家庭を営むという大人の作業が求められるのである。

3 若い青年の結婚と離婚

(1) 実態――離婚率

　厚生労働省（2012）の平成21年度離婚に関する統計を図2に示した。これによれば、年齢（5歳階級）別にみた有配偶離婚率（有配偶人口千人に対する率）は男女とも24歳以下での離婚がきわめて多いことがわかる。

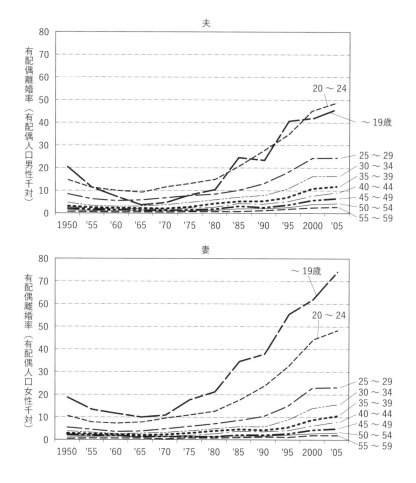

図2　男女別・年齢別離婚率（厚生労働省 平成21年度「離婚に関する統計」の概況）

[第6章] 自立

(2) 離婚の原因

①司法統計による離婚の原因

最高裁判所（2012）では、調停および審判、判決による離婚について件数等を報告している。離婚原因については、民法770条により法的に離婚が認められる理由（不貞、長期の家出、悪意の遺棄、３年以上行方不明、強度の精神病、暴力、嫁姑問題、浪費など婚姻を継続しがたい重大な事由）にもとづく統計である（表４）。

②相手への不満の具体的な表現

筆者が臨床現場で接した若年離婚の事例でも表４と同様で、数としての順位は付けられないが、離婚理由は表５のように表現されることが多かった。

表４　離婚調停申し立て時の離婚理由（司法統計 平成23年度より作成）

順位	夫の申し立て理由（複数回答）		妻の申し立て理由（複数回答）	
1	性格が合わない	60.5%	性格が合わない	43.6%
2	異性関係	17.1	暴力をふるう	28.8
3	家族親族と折り合いが悪い	15.6	生活費を渡さない	25.3
4	精神的に虐待する	14.1	精神的に虐待する	24.6
5	異常性格	13.4	異性関係	23.4
6	浪費	12.5	浪費	14.1

表５　若年夫婦の相手に対する具体的不満

夫の妻への不満の具体例	妻の夫への不満の具体例
家事をしない・家が汚い	生活費を渡さない
実家を頼りすぎる	帰宅が遅い
ご飯を作らない	勝手に仕事を変える・定職につかない
友達と飲み歩く	家にいてもゲームばかりしている
浪費してカードで借金をする	浪費してカードで借金をする
子を実家と囲い込み夫をのけものにする	子どもを可愛がらない

4　事例の提示

　次に青年期の離婚の事例を提示する。これは筆者がいくつかの現場で実際に経験した多数事例から、当事者のプライバシーに配慮し、共通する主張や状態を取り出して、最大公約数的に合成した架空事例である。実例でないことをお断りしておく。

［事例１］夫が離婚を申し立てた事例

　Ｘ（22歳）は自動車修理工をしている。19歳のとき、当時18歳で家事手伝いだったＡ子と結婚した。結婚のきっかけはＡ子が妊娠したことで、現在は３歳と２歳の子どもがいる。以下にＸの言葉を紹介する。まず、離婚のきっかけとなったときの状況は、次のようであった。

　「Ａ子が俺の帰りが遅いとか文句を言うので、社長に頼んで早く帰らせてもらったら、玄関でいきなり『子ども見てて』と言って、子どもを置いて遊びに行こうとしたので、『ちょっと待てよ』と腕をつかんだら、Ａ子がよろけて壁に顔をぶっつけた。それでＤＶだと大騒ぎして、警察を呼んだ。警察は『仲良くしてください』とか言ってすぐ帰ったけど、Ａ子は病院に行き診断書までとってきた。あざができた所の写真もとっていた。Ａ子の母ちゃんも姉ちゃんも離婚しているので、ＤＶというと何かと女に有利なことを知っているんだ。Ａ子はそのまま実家に帰って戻ってこない」

　「Ａ子は感情的で自分勝手ですぐに周りと喧嘩していたし、俺とも結婚する前からよく喧嘩していた。それでも、すぐ機嫌をなおしていた。だから、実家に帰ってもほっとけば戻ってくると思っていた。離れていてもお互いに共通の友だち仲間が多いから、いま、何をやっているかすぐわかるし。友だちから『Ａ子がオトコと飲んでいたよ』とか、『ネットにイケてるカレができたと写真載せていたよ』とか聞いて、馬鹿にするな、と思った。そのうちメールで『離婚でいいよ』と言ってきた。もう離婚しかない」

　結婚するときは２人とも家庭に大きな夢をもっていたという。しかし、現実の生活ではＡ子の家事や家計管理の拙さに、Ｘは大いに不満を募らせていった。

　「知り合ったころ、Ａ子は明るくて可愛くて、料理もできそうで、すごく期

待した。子どもができたとわかったときは、2人してうれしかった。A子は『ちゃんと結婚しようね。楽しくって明るい家庭を作ろうね』とか言ったし、俺も頑張ろう、と思った」

「でも結婚したらA子は、家事をしないで遅くまで寝ていたり、子どもをつれて友だちと遊び歩いたりした。掃除とか料理とか主婦らしいことは全然しない。できないんだ。やり方をまるで知らないみたいだ」

「同居していたころ、A子は近くの実家に行って夕飯まで食べてくるので、俺の夕飯がなかった。『飯くらい食わせろ』と言うと、『帰りが遅いんだもの、作ってもしょうがないよ』と言う。『弁当を作ってくれよ』と言ったら『お金がないから弁当なんか作れないよ』と言う。給料は全部A子に渡し、自分は小遣い2万をもらうだけだった。『足りない』と言うと、『もっと給料とれる仕事に転職すれば』と言い返した。俺は中学出てからいくつも仕事を変えて、やっといい社長の所に入れたんだ。転職なんかできない。給料日がくると、A子は雑誌に出ている服や靴を買ったり、友だちと遊んだりしてすぐに使ってしまうので、月末まで金がもたない。それで、要るものはスーパーのカードで買って、結局、借金を増やしている。『少しはやりくりを考えろよ』と言ったら『稼いでよ。あたしは仕事できないよ。子どもが小さいもん』と言ってきかない」

離婚については、結婚後、早い時期から話題に出ていた。

「A子は小さなことでひどく怒って、すぐ離婚だというので『病気かもしれない』と思ったときもあった。なんか、心療内科に行ったとか言っていた。病気なら楽にしてやりたいから、離婚に応じてやる。俺も文句ばっかり言われるのはいやだし、DV夫にされるのだっていやだ」

「大体、A子は離婚をたいしたことじゃないと思っているらしい。『俺はそんなもんじゃない』と思う。父親のいない子どもは可哀そうだ。それに金のこともある。『離婚してどうやって食べて行くんだ』と聞いたら、『生活保護であんたの給料よりいい生活ができるもん。養育費なんかいらない。どうせ保護費から引かれるから』と言った。働く気はなく『子どもが小さいもの。働けないよ。稼いだって保護費から引かれるよ』と言い、そういうところは妙に知恵がある。A子の母も姉も離婚しているので、離婚を気軽に考えているようだ」

お互いの実家との関係もスムーズではなく、それは2人の関係に影響してい

った。

「A子は自分の実家には入り浸りのくせに、俺の実家に子どもを見せに行こうと言うと『風邪をひいた』とか言って行かない。正月にも行こうとしない。俺は母1人子1人なので、母親に寂しい思いをさせたくないのに、A子は『あんたはマザコンよ』と平気で言う。親父は俺が小学校2年のとき死んで、あとは母親と2人で暮らしてきた。早く一人前になって、家庭をつくって、母親とも一緒に住みたかった。でも、いまはもうA子とじゃ無理だとわかった。俺も実家にもどることにした。俺のお袋もA子のことを『あんなもんかね、ちょっと変だよ』と言っている」

A子には、結婚後に子どもをとおしてできた友人関係についての苦労があったらしい。それはXも気づいていたが、どうすることもできなかった。

「A子には常識っていうもんがないらしく、人と話が合わなかったり笑われたりして、それですぐ喧嘩になっていた。子どもの保育園にママ友はいないらしい。きっと浮いていたんだろう。育児や料理の話なんか入れないだろうし、俺の仕事のことなんかも言えないだろうし」

このように振り返るXの事例では、表2の夫の離婚理由である家事をしない、実家を頼りすぎる、ご飯をつくらない、友だちと飲み歩く、浪費してカードで借金をする、子を実家と囲い込み、夫をのけものにする、が見える。A子は夫の経済力では、若い女性がもつような遊びやモノへの欲望を満たせないため、夫に対し欲求不満をもっていた。その結果、夫との諍いを繰り返していた。DVという決め付けは、現在、女性に有利にはたらくこともあるが、A子には実家の価値観の取り入れもあったのだろう。妊娠を喜び、家庭に憧れて結婚した2人であったが、期待通りにいかない現実に途方に暮れたのだろう。

A子は、生活技術の未熟さから家事や育児をこなせないことや、母親としての知識や見識がまだもてないために、困り果てただけでなく、ママ友のなかで浮いてしまった。それがA子の自信を失わせ、医療を求めるほど情緒を不安定にさせた。Xには、そうしたA子を支える力は十分になかったが、その一方で家庭への幻想があった。そしてA子は自分を支えてくれる母と姉のもとに逃げ込み、依存することになった。

[事例２] 妻が離婚を求めた事例

　夫婦共に21歳の事例である。夫Ｙが大学１年生、妻Ｂ子が短大１年生で、18歳のときに結婚した。２人とも友だちグループ大勢で遊んでいて、そのなかで出会ってすぐ性関係をもつようになり、間もなくＢ子は妊娠した。Ｂ子は周囲の意見にまったく耳を貸さず、「子どもはどうしても産みたい、大切に育てたい、結婚したい」と頑張ったので、双方の親が折れて入籍させた。Ｙは傍観していたらしい。入籍しても２人は実家にいて同居はしなかった。学校は２人とも退学した。Ｂ子は実家で出産して、子どもが１歳になってから、20歳で夫の親が借りたアパートで夫と同居するようになった。Ｂ子は同居後の生活について次のように言う。

　「同居をはじめたけれど、子育てと家事で本当にたいへん。Ｙはちっとも家事を手伝わない。前と同じように自分勝手に遊んでいる。私はもうこれ以上はＹと一緒に住めない。離婚したい。性関係なんかずっとない。どっちもその気にならない。実家にいるころは、父母がなんでもしてくれていたので、のんびりする時間があったが、いまは１人で子どもを見るので、ぜんぜん自分の時間がない。そんなにたいへんなのに、Ｙは仕事が終わるとそのまま友だちと飲みに行って朝まで帰らなかったりする。家にいてもゲームばっかりしている」

　経済的には、双方の実家に全面的に依存していた。

　「実家にいるころは、夫から生活費はもらわなかった。でもいまは同居しているので、『生活費を入れて』と言うと、給料が出たときに３万とか５万とかくれて、『それ以上いれたら俺の分がなくなる』と言う。いくら稼いでいるかわからないけど、スマホだとかバイクだとか自分のものは買っている。アパート代は夫の親が出しているので、『それがこっちからの生活費だ。食費はそっちで出すのが当たり前だ』と言う。それで実家の親に援助してもらっている。実家の親も黙って出してくれる」

　２人は交際が浅いうちに結婚し、しかも同居せずにいた。同居してはじめて恋愛時代とちがうお互いの現実の姿を見るようになり、戸惑うようになった。とくにいきなり父親になったＹは、まだ青年期の試行錯誤をしていたところに１歳の赤ん坊が現われて、どうすればよいかわからなかったようである。そうしたＹに、Ｂ子は不満を募らせていった。

「Yは大学をやめてからずっと仕事はバイトばかり。子どものために働こうと学校をやめたのではなく、もともと行きたくなかったらしい。『なんで正職員とかの仕事を探さないの？』と言ったら、『いつか自分で何かの店をもつんだ』と言った。それなら調理師とか美容師とか資格とればいいのに、ただそのとき働いている店の仲間とわいわいやっているだけ。ピアスをいっぱいしたり、髪を変な色やカットにしたりして喜んでいる。あの人は夢ばかり見ていて、そのうちに自然に店が手に入る気分でいる。父親になったという意識は全然ない。Yは子どもが嫌いなわけではないらしいけど、自分のほうが大事。『買い物に行くからちょっと見てて』といって子どもを預けたら、ずっとゲームしていて、その間に子どもが吐いたのに気がつかなかった。『吐いたもので窒息したらどうするのよ』と怒ったら、『出かける前に、吐くかもしれない、とか言わなかったじゃん』と逆ギレした」

　離婚はB子から切り出した。Yは、すでにB子と赤ん坊への気持ちが冷めていたらしく、簡単に応じた。

「私から『離婚しようか』と言い出したら、Yは『別にいいよ』と言って、すぐに実家に戻ってしまった。別居してから５カ月、ぜんぜん会っていないし、連絡もない。私と子どもの住んでいる部屋代の支払いは、Yの親が銀行の自動引き落としでつづけてくれているが、その親からも連絡は何もない。一度向こうの親に相談したら『親子でインターネットを見て、情報は十分与えている。どうするかは本人が決めることだ』と言った。Yの親は孫の顔を見に来ることもない」

「Yに『ちゃんと離婚を決めよう』とメールしたら、『いいよ』と言ってきた。『ネットで調べたら、養育費は３万ぐらいだというから３万出す。俺たちの場合、不倫とかしたわけじゃないから慰謝料はいらないらしい。離婚後は子どもに会わなくてもいい。会わなくてもいいとネットにあった。親権とかも子どもが小さいときは母親、と書いてあったので、それでいい』と言ってきた。私は実家に帰って、父母に子どもをみてもらって、何か資格をとって働いて子どもを育てていく。資格をとる費用くらいは父が出してくれると思う」

　この事例は、知り合ってすぐに性交渉をもち、相手の人柄を知ることもなく

結婚した相互理解の乏しい夫婦の例である。妊娠したとき、Ｂ子はおそらくＹの人柄を知らず、Ｙとの生活の現実検討をせず、Ｙや両親と話し合うこと、相手の意見に耳を傾けることをせず、子どもじみた万能感に満ちた自己主張をとおしたのだろう。Ｂ子からは、結婚について周囲の意見がどうだったかが語られることはなかった。そうした彼女にＹも両方の実家も困惑しながら、妊娠しているという事実の前に強く反論もできず、従っていただけかもしれない。Ｙの実家の冷淡さは、そうしたＢ子への反感が暗黙裡に出ているようである。そして、たんに金銭的援助で責任を果たそうとしている。

　Ｂ子の一方的な思い込みと、Ｙと周囲がそれに引きずられたと思われる結婚生活は、同居という現実生活の前に簡単に破綻した。すでに互いの愛情はなく、Ｙは自分の仲間たちと遊ぶほうが楽しい。彼には定職につき、妻子を養う責任の自覚はまだなく、生活費を渡すことの意味を認識していない。稼いだ金は自分のものであって、家庭生活を営む原資とは思わない。Ｂ子は、夫が定職につかず、そのときどきの職場の仲間と遊び歩くことから将来への不安を募らせたが、怒りが先立って、話し合いにならなかった。幼い子どもと一体である母親には、子どもを可愛がらない、会う気がないという夫の態度は、自分を否定されるように感じられ、いっそう怒りを強くさせたことだろう。

5　青年期発達課題からの事例の理解

(1)　事例に表われた青年期心性──離婚申し立て理由(表４)との関連で
①男性の場合
　申し立て理由の第一にくる「性格が合わない」ということは、互いがまだ自己中心的であるため、相手の考え方や行動を理解したり、合わせる努力をしたりすることに思いが至らず、関係をつづけることを放棄しようとしていることと思われる。

　「家族親族と折り合いが悪い」が理由にあがるのは、夫は親をないがしろにされることにひどく傷つくからである。妻にとっては夫の親は、夫の文化的背景を意味し、自分と異なる生活様式・態度・マナーなど、異文化そのものである。大袈裟にいえば、夫の親との接触は異文化体験であるが、若い彼女らはま

だ異文化を受け入れる余裕はない。そして、人間関係に未熟な若い妻は、夫の親への嫌悪を口にするので、夫の自己愛を著しく傷つける。とくに若い夫の場合、中学・高校卒の学歴であることが多い。したがって社会的地位が必ずしも高くなく、原家族に引け目を感じていることがある。そのとき、妻からの直接的な嫌悪の言葉は、親とまだ分離をとげていない夫にとって、彼自身の否定となり、同時に青年期特有の親への罪悪感を刺激するのである。妻の悪口のなかには、夫の心に密着した母親への嫉妬があることを見通すことは、夫にはまだできないのであろう。

さらに、「異性関係」についていえば、結婚後も以前と同じ仲間集団での遊びをつづけている若い夫婦は、そこで別の異性と出会う機会も多い。新しい仲間と付き合うことにさほど罪悪感がなく、気軽なため、他の異性との交際は携帯電話の通話やメール履歴、インターネットの交流サイトへの書き込み、遊び仲間の噂などで簡単に発覚する。気軽とはいえ、当然、異性関係は夫婦関係に根本的な動揺を与える大きな意味をもつ。

「精神的に虐待する」と表現されるのは、自尊心を傷つけられることで、たとえば「稼ぎが悪い」とか「あんたの母親は最低」など、むき出しの言葉で非難されることである。精一杯背伸びして家庭を営もうとする青年は、自尊心への傷つきに大きく動揺する。

また、若い妻は、しばしば感情のコントロールができず、ときに暴力や暴言に及ぶことがあり、それが子どもにも向けられることもある。そうした姿を目にするにつれ、異常だ、病気だ、と考えるようになる。共感性が未熟であると、相手への理解が十分できないので、自分には理解できない、受け入れがたい要求や言動は異常に思えてしまうのだろう。言語的表現が未熟であれば、いっそうこの傾向は強まる。

「浪費」は、理由としての順位は低いが、じつは家庭生活の継続の根底を左右することがらである。経済的不満はあらゆる欲求に影響を及ぼす。一定の金額を生活費全般に振り分け、一定期間食べて行くことは、年長の夫婦の場合でもけっして簡単ではない。そこでは、欲求のコントロールの力が試されるのである。夫は、決められた金額で工夫しようとしない妻に不満を募らせる。欲しいものを先取りし、支払いは後という現代の借金可能社会のなかでは、セルフ

[第6章] 自立

コントロール力が弱いと、借金が雪だるま式に家計を圧迫していくようになることは稀ではない。

②女性の場合

女性からの理由のうち「性格が合わない」「精神的に虐待する」「異性関係」「浪費」は男性の不満と重なるので、「暴力をふるう」と「生活費を渡さない」について述べる。

言語的な表現が未発達な青年は、話し合いがむずかしい。そこで夫婦喧嘩の末に手がでることはままあるようである。子どものように衝動コントロールが不十分で手が出る、という傾向も見られる。男性が暴力を用いることもあるが、先に手を出すのは女性の場合もよくあることで、妻がカッとなって殴りかかる、夫が振り払う、そこで妻が転んで……などの流れを聞くことは稀ではない。そこから妻がDVとして警察に通報することも多い。より年長の夫婦の深刻なDV、すなわち男性の一方的に強い暴力によって妻が支配される事例もあるが、筆者が知る範囲では少ない。

妻が現実にもっとも困るのは、夫が生活費を渡さない点である。そのため実家に子どもを預けて飲食店でのアルバイトをはじめることもあり、それが夫婦の関係を悪くすることもある。生活費を渡さない夫は、概して家庭における役割意識が薄く、給料は家庭の収入という認識が十分でないようである。

さらに、女性の浪費の場合にも共通するが、男性も独身時代の金遣いの癖が抜けないで、給料をまず自分のことに使おうとし、妻も自分の分は自分で稼ぐもの、と考えることがある。諍いを繰り返しているうちに、妻子を養うことに嫌気がさしてくることもある。また生活費として十分な賃金を得られない場合や、妻が浪費するので渡せないという場合、カードローンが重なり、返済に追われて、現金を渡せないこともある。

(2) 青年期の対象関係との関連

事例の心理発達的側面には共通点がある。それは、仲間集団段階から出ていないことで、そのため彼らには幻想的で自己中心的な結婚観、衝動コントロールの拙さ、言語的意思交換の未熟さ、自己認識や共感性の乏しさがある。それらはまだ彼らが性同一性の獲得の途上にあることを示し、現実生活を営む技術

の不足も相まって、意のままにならない相手への怒りを増幅させ、結婚の継続を放棄させる。

　結婚は、生活全体を将来にわたって共にしていくので、ときに自己放棄して愛他性を発揮するほどの愛の発達が求められる。20歳前後の夫婦にここまでの発達が達成されていないとしても無理はなく、彼らが結婚に踏み切ったときに相手に感じた愛情には、性的な一体感との錯覚がたぶんにあり、そこから幻想的な結婚観が生まれたともいえる。

　性行為は、自分自身の快感とともに、相手を喜ばせたという自己愛的満足もあり、それを愛と信じたのかもしれない。佐々木（2010）は、性行為の低年齢化は早熟だからではない、と言う。成長するための自己肯定感や安心感がもてないとき、それは幼児のように身体的な接触で代償されるという。愛からの行為でなく、安心や自己肯定感を求める代償的な接触のとき、それは簡単に放棄され、ゲームや子育てなどで代償されるのだろう。

　事例で目につくのは、家庭に対して肥大した幻想があり、家庭を現実的に捉えられない点である。事例1のXは早くに父を亡くし、母と2人で生きてきて家庭生活への憧れがあった。父親になることはみずからの憧れであり、同時に母へのプレゼントでもあったのだろう。

　また、A子は父母の離婚家庭に育ち、おそらく両親そろった家庭での子育てを夢見てはいただろう。そこでA子は子どもと同一化して父親に甘えるかのように、夫に守られて遊んで暮らしたかったのだろう。だが、若い夫の力はその願望を満たすものではなかった。そして、その失望や欲求不満は怒りとなって夫に向けられ、DVを申し立てるなどの攻撃として表われたのであろう。

　事例2のB子は、妊娠を機に子どもを育てる結婚生活を空想し、出産を頑固に主張し、周りの大人を従わせた。B子は、自主的にものごとを決めることができない未熟なYとの結婚生活を現実的に検討しなかった。今後、B子は実家に戻り、学費を両親に頼ると決めているが、それは独りよがりの決定であり、周りの協力を引き出せるかどうかはまだ曖昧である。

　子どもとの関係は、彼らの子どもがまだ幼いことから、よく見えてこないが、A子もB子も、1人の女性としての自覚をもつ性同一性ができる前に、母親になっている。そうした女性でも、むろん子どもへの原初的没頭が生じ、子ども

と一心同体と感じるなかで性同一性を獲得していく女性もいるだろう。B子は子どもと一体化して夫へ依存を向けるが、夫が子どもを可愛がらないと感じられて強く傷つき怒りをもった。子どもが夫に愛されないのは、自分が夫に大切にされないことと同じなのである。

　父性の発達は、母性の発達より遅れてはじまる。まして、夫婦関係ができる前に父親になった若い男性が、父性を発達させていないのは当然といえる。遊び仲間のガールフレンドが、恋人から妻になる過程を飛び越えて母になり、これまでとまったく関係が変わったとき、若い父親はどのように対応してよいか困惑したにちがいない。昨今、自主性尊重の美名のもとに親から「自分で決めなさい」と放任されて、決め方を教えられず育った青年が、現実の問題の前に情報の洪水のなかで立ち尽くし、同一性拡散様の状態になることが報告されているが、Yもそうだったようである。子どもが嘔吐したとき、Yはいままでもらっていた情報では対処できず、途方に暮れて、ゲームに逃げたのだろう。それを責められたとき、「吐くかもしれないと言わなかったじゃん」という情報をくれなかった相手へ対抗恐怖的な怒りを向けるしかなかった。

　家計についていえば、金の使い方には欲求処理のさまが表われる。収入はその人の生活の大枠を決定し、その枠のなかで人は必要な支出の優先順位を決め、ときに欲しいものを諦める決断もする必要がある。ここに欲求を整理し、コントロールする意志と能力が求められる。いわば、自立と自律、生活上の工夫、自分の欲求よりも家族の利益を優先させられるか、が試される。未熟な発達段階にいる青年にはむずかしいのは当然でもある。

　親との関係を考えてみよう。青年期はまだ親への依存や結びつきが強いことはすでに見たとおりで、結婚の破綻という大きな挫折でも青年は親元に帰る。それが一般の青年の一休みと異なるのは、配偶者と自立した協働作業を進めるという未知の課題に挫折した青年は、一休みでなく、親の価値観・道徳観との同一化を強めることである。事例1の妻は若くて健康でありながら、自分で働いて生きて行こうとはせず、実母や姉と同じように、生活保護と母子家庭への諸手当で生活しようとしている。事例2の夫は、親が与えるインターネット情報の渦のなかで、ネットに書かれている自分に都合のよい情報をそのまま取り入れる。

(3) 事例の総括

　青年期の離婚は、現実生活への適応の困難を心理的な未熟さのために克服できないことからおこる。まず経済的不満や生活方法のすり合わせがむずかしいことをきっかけに、それまでの心理的発達が、自分と異なる他者と言語的に交流して親密な関係をつくっていく段階に達していないことが顕わになる。エリクソン（1982）は「生殖的成熟に達する前の段階では、性生活の大半は自己探求的でアイデンティティ渇望的である。本当は２人とも自分自身にのみ到達しようとしているのだ。もしくはそれは各人が相手を打ち負かそうとする生殖的格闘の場でありつづけるかもしれない」と指摘する。

　具体的にいえば、結婚生活のなかでは、夫婦がお互いに結婚に持ち込む期待、目標、欲求、能力が試されるのである（平木，1988）。すなわち、家計、親戚付き合い、性関係、子どもなどの現実的問題に直面して、それぞれの生育歴上の心理的に未解決の問題がゆすぶられ、その対処にアイデンティティ獲得へのもがきが反映されることになる。

　青年夫婦の結婚・離婚には、まさに青年期の発達課題である自立と依存との葛藤が露呈されている。妊娠したときに、安易な処置を考えることなく、家庭を築き、子どもを育てて行こうとする決心する彼らには、青年期の潔癖さと理想が見られ、彼らの結婚は自立した将来の生活への期待へ向かって行動する願望の実践である。

　しかし、実際は現実の生活上の諸問題がある。そうした現実の諸問題から空想的な願望が充たされないとき、それぞれの心理的発達上の未解決の問題が刺激され、過去の満たされなかった願望がより強く迫ってきて、その願望の充足を結婚相手に依存的に求めることになるのだろう。そうした夫婦はやがて互いに欲求不満を募らせ、相争い、疲労困憊し、結婚を放棄すると思われる。

　こうして見ると、事例のＸ、Ｙ、Ａ子、Ｂ子には、発達上の試練に耐えて人となるための原資である、愛された経験が十分であったかどうか、基本的信頼感が十分であったかどうか、自律と自立の訓練がほどほどにあったかどうかが疑われてくる。彼らの結婚の挫折は、離婚か婚姻継続かにかかわらず、適切な心理的現実的支援があれば、発達的に乗り越えられたのではないか、とも思われる。

6　結論——支援と精神療法

　若くして結婚する青年の離婚率は、全体と較べてきわめて高い。むしろ結婚を維持している青年へ関心がひかれるほどである。これまで見てきた離婚の心理から推測すると、おそらく結婚を破綻させない彼らには、生育歴での愛された経験があって、人を好きになり大切にすることを知っており、しつけとして生活技術をほどほどに教えられているにちがいない。それらがあれば、「好きなものを追いかける」という勤勉性も育まれており、いったん踏み出した協働生活のなかで葛藤しながらも、新しい関係をつくり、協調の努力ができるのだろう。相手を思う青年期特有の純粋な一途な気持ちがよい効果をあげて、発達をうながし合っているのだろう。さらに分離個体化過程がほぼ順調に進んでおり、幼児期のさまざまな葛藤が発達を脅かすほどに固着していないこともあげられる。

　自立の葛藤を支えるものは生育歴の基本的信頼感であり、ほぼ健康に進行した分離個体化過程があり、生活上の技術である。これらがある程度達成されていれば、青年期に再燃する幼児的葛藤や、自己愛的欲求は、相手との関係を破滅させるほど強くはないだろう。そして、そこでは対象選択にも大きな影響があったはずである。

　前述したように、結婚の破綻をもたらす相手への不満は、人格の深いレベルでの問題ではない。稚拙な生活技術からの自信喪失や自己肯定感の低下から生活そのものが破綻することがはじまりで、むしろ技術的な問題から来ている。

　不幸にして生育歴上に脆弱さをもつ場合、挫折に耐えて関係を修復しようとする力は十分とはいえない。したがって、こうした夫婦には、結婚が破綻する前から心理的発達に向かうような支援を考える必要がある。支援は生活技術の訓練をもとに、自己肯定感を支えることである。そこで自信をつければ、ママ友など新しい環境での適応が可能になる。

　そこで、さまざまな社会的支援の場に、若年既婚者を対象として生活技術や感情の言語化を可能にするような訓練とともに、自己理解を深め、幼児期葛藤をある程度まで解決するグループや個人カウンセリングの場をつくり、心理的発達の支援をすることが提案される。

さらに、精神療法も有効である。青年期は発達課題の重さから精神障害の起こりやすい時期であり、事実、若い既婚者のなかには過呼吸や「うつ」、さまざまな身体症状などで精神科を受診している人も少なくない。そうした人に対しては、発達を支える支持的精神療法が適切である。精神療法では幼児期葛藤が目につくことは少なくないが、小さい子どもがいる場合、心の深層に手を伸ばす本格的な精神療法は避けたい。それはときに現実生活を危うくする時期があるので、本人の自覚はもとより、よほど周囲の支援が整っていなければ禁忌といえる。自立へと歩み出した若年夫婦の心理的発達をうながし、彼らの子どもたちの健全な発育を援助する方策を進めた結果、当事者が対象選択について思いをめぐらし、離婚を選ぶとしても、それをよりよい将来へ向かう発達の機とするよう援助したい。

[参考文献]

馬場謙一（2000）：精神科臨床と精神療法．弘文堂．

馬場謙一・福島章・小川捷之・山中康裕共編（1987）：青年期の深層―日本人の深層分析10．有斐閣．

江口恵子（1966）：依存性の研究．教育心理学研究，第14巻第1号，45-58．

Erikson, E. H. (1968): *Identity: Youth, and Crisis.* New York：W. W. Norton Company. 岩瀬庸理訳（1982）：アイデンティティ―青年と危機．金沢文庫．

平木典子編（1988）：夫と妻―その親密化と破綻　講座家族心理学2．金子書房．

平田陽子（2010）：青年期における「自立」と生きがい感―心理的自立と対人依存欲求の視点から．九州大学心理学研究，第11巻，177-184．

平松千枝子（2005）：親の離婚を経験した子どものこころ―離婚を経験した親と子どもの調査から．駒沢女子大学研究紀要第12号，155-171．

星野大（2012）：異性関係の背後にある母子分離の課題．精神分析研究，第56巻4号，427-432．

教育と医学の会編（2002）：青少年の悩みにこたえる―現代人の心の支援シリーズ3　思春期・青年期．慶應義塾大学出版会．

高坂康雅・戸田弘二（2006）：青年期における心理的自立（Ⅳ）―心理的自立の発達的変化．北海道教育大学紀要（教育科学編），第57巻第1号，135-142．

厚生労働省（2012）：平成21年度「離婚に関する統計」の概況．http://www.mhlw.go.jp/tokei/sdikin/hw/jinkou/tokushyu/rikon10/

野口康彦・櫻井しのぶ（2009）：親の離婚を経験した子どもの精神発達に関する質的研究．

三重看護雑誌，第11巻，9-17.

佐々木正美（2006）：抱きしめよう、わが子のぜんぶ―思春期に向けていちばん大切なこと．大和出版．

司法統計年報（2012）：性別離婚申し立ての動機別割合の推移（1975〜2011） http://www.courts.go.jp/jtsp0010

詫摩武俊（1993）：青年の心理．三訂版．培風館．

棚瀬一代（2004）：離婚の子どもに与える影響―事例分析を通して．京都女子大学現代社会研究，第6巻，19-37.

[第7章] 言葉

「青年期精神療法と言葉」からの連想

生涯の発達の中で、言葉に関するセンスは青年期においてもっとも鋭敏となりやすい。青年期精神療法は、その鋭敏さと向き合う作業でもある。筆者自身の経験と連想群。

福森高洋

1　はじめに

　精神療法（心理療法）において、道具としての「言葉」が果たす役割はとても大きい。むろん、「言葉」だけが重要だなどというつもりはないが、それでも数多くある精神療法の道具のなかで、やはり「言葉」は特別な地位を占めているものの1つであろう。

　青年期精神療法においても、そのことは変わりないと思われる。むしろ人の一生のなかでも「言葉」に対するセンスがもっとも鋭敏化するのではないかと感じられる青年期という時期だからこそ、「言葉」の問題と向き合うことは避けられないとさえ感じる。「青年期における言葉とは」といった大問題に取り組むほどの力はないが、臨床の場のなかで言葉をめぐって筆者の目を引いたあれこれを取り上げつつ、臨床の実務につく人に有益な連想を掻き立てることができればと願っている。

2　青年期のクライエントと「言葉」

　筆者は言語発達については門外漢であるが、幼少期に具象的な事物の名詞などを覚えることにはじまり、思春期前後を迎えて抽象度の高い概念的な言葉を習得していくという一般的な理解も、それほど外れてはいないだろう。とりわ

け感覚や気分といった内界の描写や、観念の操作を可能にする抽象的な言葉の獲得がヒトに与えるインパクトは大きい。青年期のクライエントが示す、言葉に対する多様な態度は、このインパクトに対してどのような防衛をとるのかという、個別的な傾向性が反映したものであるのかもしれない。

あるクライエントは、家族以外に言葉を発しなくなった。また、あるクライエントは周囲の人間、とりわけ大人たちの発する言葉に過剰に懐疑的・批判的になった。明確な意味をなさない、雰囲気だけを表わしているらしい言葉を頻繁に使うクライエントもいた。論理的な整合性や1つひとつの言葉の正確な使用に敏感になるクライエントもいた。こうしたクライエントたちは青年期精神療法のむずかしさとやりがいに気付かせてくれる。

心理臨床家が仕事を進めていくうえで頼りとする、大きな一柱は共感的な理解力である。対象者の心情や内的世界に寄り添いながら、いわば内側から対象者を理解し、支援していこうとする姿勢をもっていることが、他の援助職との際立ったちがいの1つであることは間違いない。しかし、この共感的な接近を青年期のクライエントはしばしば拒絶する。他者との間に線を引き、分離－個体化のプロセスをやりとげなければならない必要を抱えている場合もあれば、すでに周囲の大人たちからいじり回され、手ひどい目にあってきたことからの"学習"が尾を引いている場合もある。

私たち臨床家は、そのたびに言葉の無力を感じたり、言葉の力に頼ったりしながら手探りで面接を進めていくことになるわけであるが、そのさいの手がかりの一方にあるのは村瀬（2008）の強調するところの「想像力」であろう。クライエントの置かれた状況を全体的に視野に収め、こまやかに読み取りながら、想像力によって語られざる内心を推し量ることを通じて、寄り添いを叶えていこうとする。

そしてまた、臨床家が手がかりとするもう一方の極にあるのは、臨床家自身の心身にまで根を下ろした注意力であろう。こちらは神田橋（1981）のいうところの「逆転移の活用」という主張に通じるものである。クライエントに向かって何かを聞くとき、あるいは言おうとするとき、私たち自身の内で生じるかすかな緊張や抵抗が、いまだそのときでないことや用いる言葉の適否を教えてくれることがある。不思議といえば不思議であるが、自然なことであるのかも

しれない。青年期のクライエントは言葉とのかかわりがいまだ硬化しておらず、手探りで進んでいるような状態にある。それだけ、自分をどう捉えるか、どう表わすかに生き生きとした敏感さをもっている。臨床家が成長の過程でかりそめの決着をつけたところを真剣にあがいている。それが臨床家自身の内に揺り戻しや共振れを呼ぶのかもしれない。

3　青年期のクライエントの示す鋭さ

　前項ではきれいにまとめすぎた。現場の人間としては、やはり失敗だらけの手痛い経験の積み重ねから学ぶことが多い。青年期のクライエントのもつ、言葉への鋭さということで思い出されるものは筆者の経験のなかにも数多いが、ここでは2つほどあげてみよう。

　1つは、筆者がまだ学生のころ、精神科病院の入院病棟へ実習生として訪れたときのものである。女性患者の病棟のなかで、まだ入院して日が浅い、若い患者さんがいた。実習生であるから、何かしらかかわりをもちたいと思った私は、彼女に話しかけた。聞くと、彼女の出身は京都であるという。

　「京都ですか。古い歴史のあるものがいっぱい遺（のこ）った、素敵な町ですね」と話した私に、彼女は少し困ったような顔で笑みを浮かべて、「でも、古いものがたくさん遺っているということは、京の人間がそれだけ新しいものを受け入れてこなかったということじゃないでしょうか」と返した。

　衝撃を受けた。自分は何もわかっていないのだと思い知らされた。ものごとを見る、理解の深さ、こまやかさが天と地ほどにちがう。彼女の言葉を聞いた瞬間、これまで彼女が受けてきたであろう傷つきが心をよぎった。おそらくは、彼女自身もまた、京の都に受け入れられなかった「新しいもの」であったのではないか、などと想像がめぐった。

　本節では青年期のクライエントがもつ、言葉への鋭さを取り上げているが、言葉についての鋭い感性は、つまるところ思考の正確さや思索の深さ・豊かさを映していると考えられる。思考が雑な人は言葉の使用が不正確であろうし、感性がピンボケな人は言葉にまとわりつく雰囲気や感覚的なちがいに無頓着であることが多い。

もう1つのエピソードは、筆者にとって、ただただ赤面ものの恥ずかしさを引き出すものである。筆者は当初、心理職としてではなく精神科看護職としてキャリアをスタートさせた。あるとき、統合失調症の診断で入院していた女性患者が険しい表情で苦しそうにしていた。
　「辛そうですが、どうしたんですか？」と声をかけると、彼女は「電波が伝わってきて辛いんだよ」と答えた。
　ふだんから看護職員を受け付けない、険のある態度をとっていた彼女が答えてくれたことはめずらしかった。私は彼女の辛さに寄り添いたいと思った。
　「電波が聞こえてきて、とても辛いんですね……」
　途端、彼女は激しく怒った表情で立ち上がり、足早にその場を離れていったのである。共感的に寄り添ったつもりでいた私は、一瞬、何が起きたのかもわからず、茫然とした。すると、たたみかけるように彼女の怒声が響いてきた。
　「電波ってのは、聞こえるもんじゃないんだよ‼」
　いま、こうして振り返ってみても、顔から火が出るほど恥ずかしい。そして、100％彼女が正しい。
　「電波が聞こえて……」と言ったとき、筆者の頭には「幻聴のことだな」という思い込みがあった。筆者の不用意な応答は、筆者が彼女の体験を何も理解できていないこと、それにもかかわらず「病気」という思い込みで決めつけて見ていることを露呈させてしまった。
　実際に彼女が何を怒ったのかは、いまとなっては推測の域を出ない。彼女が現に感じている苦しみを、たんに病的な現象として扱おうとした筆者の態度に対してのものかもしれないし、わかってもいないのに表面だけ取り繕って近づいてくる人間への怒りかもしれない。おそらく、それらすべてが混ぜこぜの怒りであったのだろう。さらにいえば、筆者に対してだけでなく、この無理解で不条理な世界全体への怒りが込められていたような気もする。
　ともあれ、「言葉」というテーマに話を戻せば、青年期のクライエントは非常にシャープな感性をもっている。そしてそれは、えてしていかに臨床家や援助者と呼ばれる側の人間がトンチンカンで的外れであるかを露呈させる。それに対して臨床家のほうも防衛をはたらかせる。厚顔無恥となったり、鈍感さを増すという対処法をとっている臨床家の姿を見ることもある。

4　言葉と体験とメタファー

　言葉について何かまとまりのあることを述べようとすると、途端に憂鬱な気分に包まれる。とくに「言葉とは何か」といった哲学調の響きのあるものは筆者の精神衛生に乱れを生むようである。さりとて、何も補助線がないところから考えを進めていくこともできないので、ここでは考えを進めていくうえで最低限、役に立ちそうなところから始めていこう。

　言葉は"言葉ではないもの"に裏打ちされて初めて意味を、あるいは力をもつものであるように思う。このことは多くの先達が指摘していることでもあるが、体験的にも真実である。

　神田橋（1997，など）は、折々に「言葉はイメージを運ぶ荷車」であるとか、「実体験のイメージの目次」といった表現を使っている。そして人間の脳がもつ「メタファー」の機能に触れ、言葉によって想起されるのは単純に一対の体験記憶などではなく、雑多な体験群の記憶が連想的に結びついたものであることを指摘している（2015）。もちろん、そこでは言葉以外のものも記憶の引き出しにかかわることになる。つまり、「言葉」という着眼点で何かを考えようとするとき、言葉を支え、裏打ちする諸々の「体験」にまつわる記憶や連想と、それらを溶け合わせ、結びつける「メタファー」機能との関係を視野に入れなければならないことになる。

　ところで昨今、青年期のクライエントたちの言葉を支える種々雑多な体験群が貧困になってきているという声がある。前出のメタファー機能は無数の雑多な体験記憶の中からなんらかの似た者同士を結び合わせていく機能であるが、ベースとなる体験群自体が貧困化してしまうと、メタファーは解体してしまうことであろう。極端な場合はたんなる記号的な結びつきが残るだけになってしまうかもしれない。

　カウンセリングや精神療法の技法はさまざまであるが、メタファー機能に依存する程度が強いほどに、上述の状況変化を勘案した技法上の修正が必要となってくる。メタファーを用いたコミュニケーションを図る前に、クライエントの体験そのものを豊かにするプロセスが必要になる場合もあるであろうし、それらをメタフォリカルに扱う能力を発達させるプロセスも必要になるかもしれ

ない。

　一例をあげよう。2015年に前世療法の世界的権威、ブライアン・ワイス博士が来日し、ワークショップを行なった。前世療法ではトランス状態への誘導が必要である。ワークショップの場でも博士によって誘導が行なわれたが、そのときに使われたイメージは「レモンを口にする」というものであった。欧米の人たちならこれで唾液がすぐに出てくるのであろうが、日本人である筆者にとってはレモンを口にすることがそれほど日常的でないこともあって、この誘導に乗ることには意識的な努力が必要であった。レモンを口にするという体験が乏しければ、世界的権威者の誘導でさえ、力を発揮しづらいのである。

　もとより言葉は、原体験にともなう感覚を直接かつ十分に表現しきれるものではない。そこでは近似的な置き換えが避けられない。メタファー機能は"直接的に表現しない"ことでそれを伝えようとする。それはまた、具象性を離れて抽象性へと認識処理の舞台を移行させることで、処理の自由度を増すものでもある。その結果、具象的なレベルでは解決不可能な葛藤や断絶に対して超克することを可能にするのである。

　心身の発育にともなって、内的にも外的にもさまざまな圧力に揺さぶられる青年期のクライエントにとって、それらの圧力をうまく処理して発達をとげていくためにメタファー機能を開花させていくことが重い意味をもつことは論を待たないであろう。逆にいえば、メタファー機能のような処理能力を身に着けられていなければ、流入してくる情報量をできるだけ減らすことでしか自身のシステムを守れないかもしれない。それを物理的なレベルで実行すれば「引きこもり」であろうし、精神的なレベルで行なえば「自閉」ということになるのではなかろうか。

5　アセスメント・ツールとしての言葉

　言葉がメタファー機能を介して体験記憶と結びついているなら、そのことを利用して言葉によるクライエントのアセスメントができることになる。アセスメントできるのはもっぱら2つの側面、すなわち脳の機能の程度の一部と、心理的な構造の一端である。

精神療法家から送り込まれる言葉への反応（インプット）、クライエント自身の発する言葉（アウトプット）への注目から、内部で行なわれている処理（プロセッシング）の遅・速や量・質を推定するわけである。たとえば、精神療法家から発せられる呼びかけや質問、フィードバックなどに対してクライエントが見せる、反応速度の遅延、表情などに表われる微細な困惑のサイン、応答内容の的確さ等々、注目されるポイントは数多い。

　脳の機能に関しては、脳内での情報の処理速度や短期・長期記憶の良否、文脈や文意の把握の的確さ、知識量等々におおよその見当をつけることができる。それらは病態水準の推定にもつながる。ベテランの臨床家にはほとんど無意識にこうしたアセスメントを行なっている人も多い。プレコックス感（praecox gefühl）などは、その代表的なものであろう。

　もう一方の心理的な側面についても、ユングの言語連想検査やロールシャッハ・テストにも見られるように、反応速度の遅れがなんらかのコンプレックスや心的な問題を反映していると見なす伝統的な見方がある。クライエントの言い淀みや、反応の遅延、特定の単語や話題を回避しようとする傾向性などに対して、同様の推察を行なうことは十分に合理的であろう。また脳機能であるのか心理的機能であるのか微妙な判断かもしれないが、かすかにクライエントの表情がボンヤリとしたり靄がかかったようになるときなどは、軽度の解離が生じていることを示唆していることがある。ミルトン・エリクソンは意図的に迂遠でポイントが掴みづらい対話を散りばめることで相手を催眠状態へと誘導する技法を好んで使っていたようである（Grinder, & Bandler, 1975）が、このような技法を使うさいにも表情筋や目元・口元周りの筋肉の弛緩、まばたきの回数の低下、反応性の低下などが観察される。

　こうした意味での言葉への注目は前出の神田橋のほか、NLPなどの技法でも行なわれているが、わけてもアンカーリングに関する知識は役立つものと思われる。アンカーリングとは、特定の刺激（トリガー）によって特定の感情記憶が想起されるように条件づけること、ないし条件づけられた状態を指す言葉である。このとき、トリガーとなるのは言葉とは限らない。電車に乗るとパニック発作を起こすというクライエントであれば、電車と情動的な恐慌状態とがアンカーリングされているということができるであろう。

クライエントの語る特定の言葉が、どのような特定の感情記憶と結びついているのかをアセスメントしてみることは、傾聴のセンスをアップさせてくれる。さらにいえば、ある特定の感情記憶の想起を避けるために、本来であれば語られることが当然であるにもかかわらず、避けられている言葉や刺激がないかと想像してみることもむだではないと思う。

　最後に、アセスメント・ツールとしての言葉という点で連想することを付言すれば、以上の記述がもっぱらクライエントに対する観察と推察であったのに対して、臨床家自身に同様の観察眼や推察を向けることができるように思う。先に臨床家自身の内側に対する感性の重要性を述べたが、どのようにすればそこに気づきやすくなるかという点で、自分の発する言葉、あるいは発することを避けている言葉への着目が役に立つであろう。

6　言葉の背景にあるもの

　言葉によっては、それ自体ですでに何がしかの文脈を背負っているものがある。言葉に敏感な感性をもつ青年期のクライエントは、そうしたニュアンスに反応しやすい。青年期前期から後期にかけてのクライエントのなかに、「関係ない」を頻発したり、父親や母親のことを「お父さん」「お母さん」とは呼ばずに「あの人」と呼んだりする人がいることも、これと無縁ではないと思う。こうした言葉は関係性を解体させ、お互いを並列で無関係な存在へとばらばらにするところが好まれるのだろう。

　前項で臨床家自身の言葉に注意を向けるということを述べた。言葉を選ぶということは、その言葉が背負っている文脈を選んでいるということでもあるからである。そこに注目することによって、臨床家自身の心理的な側面を理解できることがある。筆者の印象に残っている出来事を中心に据えて、1つの架空事例を描いてみよう。

　あるベテランの女性の臨床心理士がいた。彼女の担当患者に、20代前半の若い男性クライエントがいた。干渉的な親との間で葛藤を抱えて、このクライエントは再三、不満を強く訴えていたという。親のささいな言動さえも彼にはイラ立たしく感じられていたらしい。暴力や口論などはないものの、無視したり、

壁をつくるような態度をとっていた。

担当の臨床心理士は、彼の話を聴きながら「反抗しちゃうのね」と応じた。途端、クライエントは彼女に対しても押し黙り、怒った顔つきのまま壁をつくったのだという。彼女は、このクライエントの「扱いづらさ」にゲンナリしたように愚痴をこぼした。

しかし、よく考えてみると、「反抗」という言葉は下位にある者が上位にある者に対してとる言動に使われる。通常、その逆はない。類似の言葉も同様である。「親が子どもに反抗する」とか、「教師が生徒に反発する」といった言い方はされない。そのように考えてみると、この言葉を使った瞬間に臨床心理士もまた、彼のことを彼の親よりも下位にある者として見ていると伝えてしまったのではないだろうか。

上記のようにわかりやすい場合ばかりではないが、ある言葉にこだわりがあったり、深く考えることなくなんども繰り返して使ってしまう言葉に注目することは、すぐにもできる。あるいは逆に使うことを避けがちな言葉も、同様に大事なサインであろう。一例をあげれば、この業界では「誠実」とか「真摯」といった言葉や「向き合う」といった言葉を好み、「操作」とか「指示」とかいった言葉は避けたがる人が多いように見受けられる。そしておそらく、臨床家自身は気づかなくても、クライエントのほうはそうした臨床家の心理的側面に気づいていることがしばしばあるのだろう。

7 輪郭の明確な言葉と曖昧な言葉

学術用語のように、語義が明確に規定された、輪郭のはっきりした言葉もあれば、あまり語義が明確でない、フィーリングで使われているような言葉もある。それぞれの言葉がどのような効果をもつかを考えることは、言葉に関するセンスをアップさせる。

この点で、筆者が連想するのは被災児童への心理的援助に関する1つの工夫である。被災児童への心理的支援として、描画やアートセラピーを導入するさい、クレヨンよりはクレパスのほうが望ましいと読んだことがある。理由は明記されていなかったが、柔らかな、不定形のものは無意識を活性化させやすく、

せっかく抑圧している不安などを顕在化させやすくなるからではないかと思う。同様の配慮は重篤な精神障害者の場合にも払われることが多い。また、素材自体の硬軟とは別に、しっかりとした枠組みを提供する、といった工夫もよく知られている。その視点からいえば、言葉においても同様の工夫は成立するだろう。

　輪郭のはっきりとしない、あやふやな言葉はクライエントの連想を刺激しやすく、心理的な活動を活発化させる。こうした意味での言葉の使用を意図的に多用したのは前述のとおり、ミルトン・エリクソンであった。彼はクライエントが表出させていない心情や心理的動きに同調していくうえで、できるだけ多義的でいろいろな意味にとれる言葉を投げかけていたという（Grinder, & Bandler, 1975）。クライエントにしてみると、自分が思っていることなのか、ミルトン・エリクソンが思っていることなのか、その境界がだんだんと曖昧になっていくような体験を覚えたのではなかろうか。

　逆に、意味が限定的で明確な言葉は連想活動を止める効果をもつ。学術用語や、視覚化や数量化をともなったものなどはその典型であろう。摂食障害の患者が「見た目」から受ける印象よりも体重計で明示される「数値」のほうにこだわることなどは好例であろう。また、「診断名」なども同様の効果をもつことがある。長年、不適応に苦しんできた人が「発達障害」と診断されることによって安定を得ることもめずらしくない。

　もっとも、「では連想を活発化させたいから曖昧な言葉を」ということですむほど簡単な話でもない。クライエントのなかにはあまり自分が揺さぶられることのないように、あえて明確な言葉を選んでいるような人もいる。そのような人に曖昧な言葉や輪郭の不明瞭な言葉を伝えてみても、意味をなさないか、拒絶されるかであろう。やはりクライエントに馴染む質のものを探す必要がある。

8　抱えと揺さぶり

　神田橋（1990）は、「精神療法のメインは抱えること」であるという。そして、言葉は本質的に抱えよりも揺さぶりの効果をもっているとする。ではいっ

たい、言葉は何を揺さぶっているのであろうか。

　よく言われるように、言葉には音声言語としての側面と文字言語としての側面がある。この両面はクライエントに、明白に、あるいは密やかに、揺さぶりをかける。

　音声、つまり声は生き物としての私たちの心身に作用する。一例をあげれば、催眠誘導のさいに、「腕が重い」と言うときは低い声でいかにも重そうに声にするが、「軽い」というときには声も高く、フワッとした音調で声にするであろう。声のもつ音としての響きや鳴き声として伝えてくる感覚が身体反応を引き出すからである。

　これに対して、文字言語のほうは概念的・意味的なメッセージを伝える。ヒトという動物に固有のものであり、これは直接には認識を中心とした心理的な側面にはたらきかける。身体的な反応が生じるときは、言葉そのものの意味が直接に反応を引き出しているわけではなく、言葉によって喚起されたイメージや記憶が身体反応を引き出したのだと考えることができる。

　このように考えていくと、言葉が何を揺さぶるのかについて考えておくことはとても大切である。一言に言葉とはいっても、言葉の音声的な側面と文字的（意味的）な側面とでは届くところがちがうからである。

　多くの場合は、こうした音声的な調子と意味的な内容とは方向性をそろえて用いられるので混乱を生じないが、両者に著しいズレがあると、奇妙なメッセージとして私たちには感じられることになる。前述の催眠誘導の例でいえば、軽い調子で「重い」と言ってみたり、その逆をした場合、言われたほうには混乱が生じるのが観察される。また、コメディアンであり、俳優としても活躍している竹中直人氏の十八番、「笑いながら怒る人」なども、こうした奇妙さを表わす好例であろう。ちなみに、「笑いながら怒る人」ではないが、怒りながら愛を語る人もいる。以前、筆者がお会いしていたDV被害者の女性は、夫からそうしたコミュニケーションを繰り返し受けていたと話していた。「ふざけんじゃねぇ！　俺は愛してんだ、バカヤロウ!!」と怒鳴られながら、彼女はひどく混乱したという。

　音声の響きと身体反応という点でもう1点、連想するのは、音叉の共鳴のような現象である。筆者の知り合いでヴォイス・トレーニングを受けていた人が

いる。彼女のトレーナーはとても声の響く人で、ふつうの声量で話していてもトレーニング・ルーム内のドラムセットや窓ガラスなどがビリビリと共振を起こすのでうるさくてかなわない、と聞いたことがある。このような声をもった人が、たとえば面接中に「あぁ……」と漏らしたとする。すると、この声はクライエントの体の芯に共振を起こし、クライエントにとっては自身の「あぁ」なのか、眼前の臨床家のそれなのか、一瞬、区別が曖昧な体感を引き起こすのではなかろうか。とくに日本語の場合は、主語を明確にしなくても会話が成立するという特性をもつことから、クライエントに対して感情体験への気付きをうながすうえで、このことは地味に影響しているのではないかと思う。さらにいえば、この音声の響きの作用はクライエントから臨床家に向けても同様に生じている。

　一方、言葉の意味の面からもっとも揺さぶりの効果が大きいものは、クライエントの支えとなっている認識に触れるものではないかと思う。それは置かれた状況に対する歴史的な、あるいは関係的な認識である場合もあるが、やはりもっとも効果が大きいものはアイデンティティの認識に触れる言葉であろう。その代表的なものは「名前」である。名を奪ったり与えたりすることで相手を縛り、支配するといった物語が数多くあるのは偶然ではあるまい。また、多くのミステリー作品で重要人物の出自が明かされるシーンがいちばん盛り上がるのも、無関係ではないのだろうと思う。「私は何者か」「彼は何者か」といった認識を揺さぶられることは、ことほどさように大きな影響力をもっているのである。

　伝聞であるが、次のような逸話を耳にしたことがある（神，2014）。ミルトン・エリクソンの弟子の話である。「私は鬱なんです」と訴えるクライエントに対して、彼は「そうですね」と答えた。そして、付け加えたのである。「そうでないときを除けば」。

　「自分＝鬱」という認識をもっていたクライエントにとって、治療者のこの言葉は自己認識を揺さぶられるものであったのだろう。クライエントの訴える問題を「クライエントのすべて」にすることなく、その一部としてしまうという手法は、エリクソン催眠のなかでもよく使われるものの1つである。

9 主体の位置とタイミング

　前項で述べたミルトン・エリクソンの弟子のエピソードは、もう1つのこと、すなわちクライエントがどの程度、その訴えの内容のなかに浸っているのかを考える必要があることを教えてくれているように思う。

　もし、このクライエントが「苦しいです」とか、「もう消えてしまいたい」と言っていたなら、その瞬間のクライエントはまさに鬱状態そのものの位置にいるのであろう。クライエントの言葉は、渦中にいる人間の「訴え」ないし「叫び」の雰囲気を帯びる、体験自我からの言葉である。

　しかし、前述のエピソードでは「私は鬱なんです」と話している。これは"鬱状態にある私"を観察している、もう1人の"私"からの言葉と受け取れる。いわゆる観察自我の視点での認識を伝えた言葉である。

　渦中の体験者の訴えや叫びとしての言葉と、体験している自分を一歩離れたところから見つめている観察自我からの言葉とでは、このように少しニュアンスが異なる。そして、臨床家はそのニュアンスを嗅ぎ分けながら、瞬間瞬間の対応を考え、伝えていくことになる。

　気をつけなければならないのは、クライエントのもっている自己認識には、自分自身を支えている側面もあるということである。もちろん、変化を拒み、問題を硬化させてしまっている側面もある。後者の弊害が大きいことが明らかなとき、また揺さぶりの引き起こす混乱にクライエントは耐える力があると思われるときが、臨床家から揺さぶりの言葉を伝えるタイミングということになるが、そこでは痛みがともなうことも多い。まだ準備が整っていないならば、クライエントのなかに少しずつ観察自我を育てていくことや、揺さぶりに耐えられるしなやかさを育んでいくことに、多くのエネルギーを割くことが望ましい。

10 おわりに――連想の切れ端

　以上、「青年期精神療法と言葉」というテーマで思い浮かぶあれこれを述べてみた。これだけ自由に書きながら、なお漏れてしまったものもある。そのま

ま埋もれさせるのも惜しいような気がするので、ここで取り上げておきたい。

1つ目は、これは言葉といえるのかどうかわからないが、クライエントの着ている物や持ち物などに、クライエントの心情が映し出されていることがしばしばある。

かなり昔にお会いしていたある女性クライエントは、他者から答えを示してもらえないと安心できないという人であった。あるとき、彼女が着てきたTシャツには、マンガのような犬のイラストが描かれてあった。リール（首輪）の取っ手を自分で持ってかざしながら、不安げな顔をしている犬。その頭の上には、英字が印刷されてあった。"Where is my master？"。意識したものなのかと彼女に確認したが、彼女は英語はまるでわからないという返事だったので、イラストのフィーリングからの選択だったのだろう。

似たような体験で、やはりかなり前にお会いしていた若い男性クライエントは、仕事を辞めるか否か、数日以内に答えを出さないといけない状況にあった。そのときに彼が着てきたTシャツにプリントされていた文字は"Limited Time"。できすぎのような出来事ではあったが、やはりそうしたところにもクライエントの心情は出るのだろう。

2つ目は、本章では言葉を話してくれるのが当然のように書き進めてきたが、ほとんど話してくれないクライエントもいる。無理矢理に話してもらうわけにもいかない。こちらの焦りや不安が「話しなさい」というプレッシャーになってしまわないかとも考えたりする。

このような事態も、先ほどのTシャツと同じに考えてよいのだろう。「語らない」というあり方で語っているものがあるのだと考えてみるほうが馴染むように感じる。臨床家によっては、箱庭や塗り絵、描画などに誘う人も多いようだ。筆者もそうした技法を採用することはあるが、エリクソン催眠を活用して催眠的会話を用いるときもある。このように書くと、一部の読者は先走った誤解から抵抗を覚えるかもしれない。エリクソン催眠の視点からすれば、多くの臨床家がそれと自覚することなく行なっているすべての言動が、クライエントの意識・無意識に対する暗示的メッセージとなっている。エリクソン催眠では、そうした動きを臨床家自身が自覚することを勧めているだけである。折しも昨年（2015）はミルトン・エリクソンの愛娘で、エリクソン催眠の継承者でもあ

るロクサーナ・エリクソン博士が初来日し、エリクソン催眠についてのワークショップをもった。青年期は人生のなかで被暗示性がもっとも高くなる時期であることも重ねて考えると、エリクソン催眠を代表する技法の1つである催眠的会話については、もっと理解が広まることが望ましいのではないかと、筆者は考えている。

[参考文献]

Grinder, J. & Bandler, R. (1975): *Patterns of Hypnotic Techniques of Milton H. Erickson, M. D. Vol. 1*. META Publications. 浅田仁子訳 (2012): ミルトン・エリクソンの催眠テクニックⅠ 言語パターン篇. 春秋社.

神田橋條治 (1981): 境界例 治療. In: 神田橋條治 (1988): 発想の航跡. 岩崎学術出版社, pp. 365-403.

神田橋條治 (1990): 精神療法面接のコツ. 岩崎学術出版社.

神田橋條治 (1997): 対話精神療法の初心者への手引き. 花クリニック神田橋研究会.

神田橋條治 (1997): コトバ・イメージ・実体験. In: 神田橋條治 (2004): 発想の航跡2. 岩崎学術出版社, pp. 243-245.

神田橋條治 (2015): 「神田橋ケースセミナー」(花クリニック) より.

神崇仁 (2014): トークライブ「エリクソンが大切にしていたこと」より.

村瀬嘉代子 (2009): 最終講義: 心理臨床のこれから―パラドックスのなかを模索してきて. In: 村瀬嘉代子: 子どもと大人の心の架け橋. 金剛出版, pp. 259-297.

[第8章] 転移

転移 − 逆転移
—— ユングとシュピールライン

心理臨床で重要な視点となる「転移 − 逆転移」。とくに青年期は性愛的な内容が持ち込まれやすい。ユングとシュピールラインの例から検討を加える。

福森高洋

1　はじめに

　精神分析が心理療法に対してもたらした、最も重要な貢献の1つは「転移 − 逆転移」という視点を提供したことであろう。この視点を得たことによって、私たちは目の前のクライエントにだけ集中するのでなく、私たちとクライエントとの深層的な交流や関係性というところから心理療法の過程を考えられるようになったからである。

　しかし転移 − 逆転移を巡る考察は、「体験者としての私」と「観察者としての私」を行き来するというむずかしさもあって、十分に消化しきれないことが多い。青年期の心理療法を考えるに当たっては転移 − 逆転移の問題を考えることがとても重要であるにもかかわらず、臨床家自身が自分のテーマに巻き込まれて迷走してしまうこともある。そこで、ここではある有名な事例を取り上げ、そこで行き交った転移 − 逆転移を読者と一緒に振り返ってみようと思う。

2　転移 − 逆転移について

　事例に入っていく前に、転移や逆転移といった概念について簡単に確認しておこう。観念的な議論に深入りするつもりはないが、これからの記述に関連すると思われるところだけ、先達の記述も借りながら素描しておきたい。

まず筆者が転移や逆転移という言葉をどのような意味で用いるのかを明確にしておく必要がある。筆者は転移という言葉を「幼少時の重要な他者との関係の中で体験されていた感情や欲動、それらに対する防衛といったパターンを治療者との関係の中に焼き写したもの」といった意味で用いている。ただし、厳密には必ずしも「幼少時」や「他者」に限定されない心の動きだと考えている。その意味では後述するユング派の考えに近い。また逆転移については、「クライエントから向けられた転移に対して治療者の内側で湧く反応」といった意味で用いている。「内側で湧く反応」であるから、いわゆる治療者の行動化とは区別して考えている。

　いうまでもなく精神分析の歴史はそれなりに長い。転移や逆転移についての理解にも変遷があった。筆者が示唆的であると受け止めている先達の指摘には、以下のようなものがある。

(1) ハインリッヒ・ラッカー

　ラッカーは転移と逆転移は恒常的に存在するということを指摘し、分析家が自身の逆転移に対して常に自覚的であることを求めている。その点に無自覚であることによって、分析家自身の未解決な無意識的欲求が分析過程を阻害してしまう「逆転移神経症」や「逆転移抵抗」といった事態が生まれると考えたからである。また、彼は分析家が自身の逆転移を吟味し、活用することの有用性を強く訴えてもいる。さらにラッカーは逆転移を「融和型逆転移」と「補足型逆転移」とに分けて捉えることを提唱してもいる。融和型逆転移とは分析家がクライエントの自我と同一化を起こすことに由来するものであり、クライエント自身が感じているように分析家も感じるという意味では共感に通じるものである。一方の補足型逆転移とは、分析家がクライエントの内的対象と同一化を起こすことに由来するものであり、クライエント以外の人物や社会通念、理想化された対象像などに分析家が同一化を起こした状態となる（Racker, 1968）。

(2) マートン・ギル

　ギルは転移について、分析作業を促進する転移と妨害する転移とに分けて捉えることを提唱した。そしてフロイトの言葉を引用し、前者を「抵抗とはなら

ない陽性転移」、後者を「転移抵抗」と表している。「抵抗とはならない陽性転移」とはクライエント本人に意識され、現在の現実に向けて適切に機能している部分である。こうした転移のあることはフロイトも承認しており、それに対しては分析の必要はないと主張していたことをギルは強調する。一方の「転移抵抗」は分析家に対する陰性の感情や無意識的で性愛的な要素などから成り、意識化の作業を阻害する部分であるため転移解釈を必要とする。しかしここで抵抗が生じることになる。ギルによれば、抵抗は常に転移を通して表現されるという。したがって、すべての抵抗解釈は転移解釈ということになる。その際、転移解釈に対する抵抗には二種あることに留意する必要がある、とギルは指摘する。それは「転移に気づくことへの抵抗」と「転移解消への抵抗」である。この二種を混同してしまうことが治療の迷走を招いてしまうことがあるという (Gill, 1982)。

(3) 河合隼雄

　河合もまた転移 - 逆転移に関して、深い論考を発表している。河合によれば、転移には「強さ」と「深さ」の軸があるという。文献に出てくるような激しい恋愛転移や行動化を伴った転移は「強い転移」であり、箱庭療法のように一見転移関係が生じているかどうかもわからぬままに治癒に至る場合は「深い転移」が生じていたのだと考えられるとする。このことと関連して心に留めておきたい指摘として、深い治療を行なうためには深い共感が必要であることを挙げている。

　また、とくにチームワークという点に絡めて、前述のラッカーの間接的逆転移の考えも引きながら、支援者相互に交わされ合う逆転移状況を考察している。そこに展開される支援者チーム内の混乱こそはクライエントの心内の写し鏡であること、支援者チームが見せるいざこざ（とおそらくはその克服）こそがクライエントにとっては深い意味をもった「治癒劇」となりうること、などを河合は指摘している（河合, 1986）。

3　ユングとシュピールライン

　フロイトはたくさんの業績を遺した。そのうちのいくつかは精神分析の立場をとらない心理臨床家にも受け入れられ、広く理解を得ている。しかし、彼がこだわった幼児性欲という考え方については、あまり人気がないように見える。転移－逆転移を考えるときに、エディプス葛藤を考えることは大切な（フロイトであれば「不可欠」と言いたいであろう）視点であるにもかかわらず、である。不人気ではあるかもしれないが、性愛的な色彩を帯びたエディプス葛藤が実際の青年期心理臨床の中で、転移－逆転移としてどのように展開するのか、有名な事例を1つ取り上げて確認していこう。

(1)　ザビーナ・シュピールライン

　シュピールラインについては映画『危険なメソッド』で広く知られることになったが、本項ではリッヒェベッヒャーによる研究（Richebächer, 2005）を参考として話を進める。

　シュピールラインは1904年、18歳でスイスのブルクヘルツリ精神科病院に入院し、ユングが初めて精神分析療法を行なった患者である。裕福なロシア系ユダヤ人の家に生まれた彼女は教養も高く、美しい女性であったという。シュピールラインの父親は知的で有能な人物であった。商業的にも成功を収めている。父親が多言語を駆使し、とくにドイツに傾倒していた影響もあって、シュピールラインもまた多言語に通じ、とりわけドイツ語を得意とした。ザビーナを長子として、シュピールライン家は子宝に恵まれ、父親は家族を愛していた。しかし一方で彼は癲癇持ちであり、とくに長女のシュピールラインには厳格な父親でもあったという。シュピールラインの母親は陰鬱で神経質な人物であったらしい。若いころにはたいへん美しい女性であった。帝政ロシア期では女性に対して高度な専門教育の道は閉ざされているのが通例であったが、シュピールラインの母親が若いころには例外的に大学への門戸が開かれていたこともあり、この時期のロシア女性としては珍しく大学教育を受けている。魅力的な美女ということもあり、多くの求婚者がいたが、その中からシュピールラインの父親を選んで結婚している。しかし、母親は夢見勝ちがところがあったようで、現

実の結婚生活には不満が募りがちであった。そうした不満をシュピールラインは聞かされながら育っている。つまり、シュピールライン家は、一見すると裕福で、思慮深く家族思いの父親と美しく魅力的な母親、そして多くの子供たちに恵まれた幸せなブルジョア家庭でありながら、その裏側では些細なことで癇癪を爆発させ、威厳を振りまく厳格な父親と、陰でこっそりと不満を子供たちに垂れ流す陰鬱な母親が支配する家でもあったのである。

　一方のユングはといえば、田舎の貧しい牧師の子供として生まれた。11歳になり、ギムナジウムに入学すると周りの子供たちがみな裕福な家の子供であることを知り、ショックを受けたようである。やがて大学で医学を修めたユングは、ブルクヘルツリ精神科病院へと就職する。社会的な成功を強く望む、野心家としてのユングの姿がそこにはあったようである。勤務し始めたばかりのユングの給与は少なかったが、通常の激務をこなしつつ、当時、院長であったオイゲン・ブロイラーから精神医学の指導を受け、また並行して博士論文を書いている。論文はユング自身の従妹を霊媒として行なわれた交霊会の記録を元としたものであるが、結果的にこの従妹はユングの論文のために婚約が破談になるなど、大きな痛手を負うこととなった。ともあれ、ユング自身は1902年には医学博士となり、翌年には結婚もしている。若かったころの野心家のユングとしてはまさに順風満帆の船出であった。しかし、不満もあった。ブロイラー院長の勧めもあり、ユングは精神分析療法への関心を強めていくが、同病院の患者は精神病やてんかんなどの患者が多く、精神分析に適した患者がなかなか得られなかったのである。そんなフラストレーションのなか、彼はザビーナ・シュピールラインと出会う。

　シュピールラインは初めからブルクヘルツリ精神科病院で治療を開始したわけではなかった。その数年前から、彼女は心理的な安定を欠き、家族には理解不能なヒステリー症状を呈していた。厳格な父親は初め、彼女の示す状態を詐病のように見ていたらしい。しかし母親のほうは、娘には治療が必要なのだと認識していた。そこで母親はシュピールラインを連れて、ロシアから遠く、ヨーロッパの著名な医師のもとまで点々としていたのである。しかし、その甲斐もなく、シュピールラインの症状に改善は見られなかった。多くの医師たちはシュピールラインよりもはるかに年上の年配の男性であり、彼女は医師たちに

魅力を感じず、さんざん手こずらせては放り出されるように転医を繰り返したのである。こうして、彼女と母親はスイスまでやってきた。ここでも当時高名であった医師コンスタンティン・フォン・モナコフを訪ねるつもりであった。しかし夜半になって、宿泊していたホテルで彼女はヒステリー状態に陥り、わめき散らしたうえに窓ガラスを割るなどしてブルクヘルツリ精神科病院に搬送されたのである。

「私は狂ってなんかいません、ホテルでは気持ちが高ぶってしまっただけです」「誰とも会いたくないし、物音がするのも耐えられません」と訴え、「このような話をしている間ずっと、彼女は泣き笑いを交互に繰り返して混乱し続け、また、頭を激しく振り、舌を突き出し、足を突っ張る、といったおかしな動作を繰り返すとともに、ひどい頭痛がする」と訴えていたという（Richebächer, S., 2005）。

このようにして、ユングはシュピールラインと出会う。ユングにとっては、精神分析の適用となる、内省力に富み、十分に知的な、待望のヒステリー患者であった。ユングは、シュピールラインに対して献身的なかかわりをしたようである。日々の激務の間を縫って、彼女との時間をつくり、対話を繰り返した。シュピールラインのほうもユングに心を開き、傾倒していった。2人の分析作業は進み、やがてシュピールラインにとって長く心の奥底に押し込めていた、恥ずかしい記憶の想起へとたどり着く。シュピールラインは少女時代に父親によってむき出しの尻を叩かれる、という折檻を受けたことがあった。そのとき、シュピールラインが性的興奮を覚えていたこともユングとの分析の中で明らかにされたのである。

時期を特定することはできないが、やがてユングとシュピールラインの関係は不適切なものへとなっていく。また、分析作業のためか（単なる転移性の治癒ということか）シュピールラインの激しいヒステリー症状も何とか落ち着き始める。ユングはフロイトにシュピールラインの症例報告をするが、（このことに限ったことではないのだが）その報告には誇張や歪曲、隠蔽が多かったようである。社会的な成功を強く求める野心家のユングにとって、症例報告には激しく劇的な展開が必要であったのかもしれない。

さらに、シュピールラインはユングの勧めもあって医学部に進学し、医師と

なり、ユングの指導を受ける弟子となる。ユングに傾倒していた彼女は論文指導もユングに頼っていたが、これに対するユングの態度は不誠実なものだった。シュピールラインに対しては論文の出来を褒め上げ、一方でフロイトには論文の価値を低く報告していたのである。ユングはシュピールラインが自分のもとにいることを求め、フロイトのほうに行くことを快く思わなかったようである。

　ほどなく、ユングが女性患者と不適切な関係にあることを匂わせる怪文書が出るなど、ユングの身辺は落ち着かなくなった。シュピールラインがスキャンダルをリークしているのではないかと疑ったユングは、あっさりと彼女との関係を清算してしまう。しかし結局、ユングはブルクヘルツリ精神科病院を退職することになる。また、この時期、終始、ユングを擁護してくれていたフロイト（一部のユング支持者が主張するようにユングの才能に惚れ込んでいたというよりは、ユングが金髪のゲルマン人、つまり非ユダヤ人であったことが重要だったようである）とも関係が悪化し、ユングは精神的な危機を体験することになっていく。

(2) シュピールラインとユングの転移‐逆転移

　入院期間中のシュピールラインのユングへの転移は3段階に分けられる、とリッヒェベッヒャーはいう。1段階目は入院初期のもので、この時期、シュピールラインは激しい混乱と病院スタッフへの反抗的な態度を顕著に示している。他の医師が彼女に出した指示には激しく反抗する一方で、ユングが彼女に言って聞かせると素直に応じるといったことがつづいたという。その反抗ぶりもかなり激しいもので、「看護人が持っていた時計を床に投げつけ、レモネードを部屋中にまき散らし、寝具を引きちぎり、看護人をたたき、それからひじ掛け椅子の上に置かれていた毛布にくるまった」（Richebächer, 2005）という。

　とはいえ、当初のユングの態度は温かさや受容にあふれていたわけでもなかった。むしろ、今日であれば取り調べに近い、きびしい圧迫面接であったことが記録に残されている。

　入院して1週間も経つころ、転移の第2段階が見られ始める。サド・マゾ的な性格をもつ父親転移が前景に表われ始め、「自分のことを真剣に考えているのか、本当に自分の話を傾聴しているのか、自分を助けようと思っているの

か」とユングをテストするような言動が見られ始めたという。またユングに対して、「何か苦痛になるようなことをしてほしい。ひどい扱いをしてほしい。質問をしないでただ命令してほしい」といったことを要求したりすることもあった。ユングは、こうした誘惑に対して、直接には乗らなかったようであるが、前述のように彼の治療は情け容赦のない圧迫面接となっていたため、「医師と患者との間でサド・マゾ的関係を構築してしまう」とリッヒェベッヒャーは指摘している。もとより、ユングとしては念願の精神分析療法を実施できる患者が来たということで勢いこんでいたところもあったであろうし、こうした強硬な姿勢をとっていたあたりから、すでに彼の逆転移を見て取ることができるであろう。

さらに9月17日にはユング自身が被験者となって言語連想検査が行なわれているが、そのころにはユングの逆転移も激しいものになっていったようである。「この頃、ユングは、シュピールラインに対して治療的な態度をとることができなくなっていた。狼狽すればその感情をそのまま表現し、自分自身の願望を率直に表明した」（Richebächer, 2005）という。

1904年10月末にはユングが軍事再訓練で3週間の不在となった（ユングがスイス人であるため。スイスは国民皆兵を国是としており、徴兵制を採用していた。現在でも20〜42歳の間に3週間の再訓練を10回受けることになっている）が、上司であるブロイラーは万事如才ない人物であったらしく、ユングとの業務分担の取り決めやシュピールラインの家族との事前のやりとりを交わしている。また、経験豊富な精神科医だったブロイラーはシュピールラインの示す逸脱行動を落ち着いて許容し、対応していたようである。逆にシュピールラインは、この時期、ブロイラーを始めとして病院から特別な患者としての扱いを受けたことで大いに自尊心を満足させたようであり、逸脱的な行動自体が影を潜めていく。

しかし、ユングが帰ってきた11月末ころからシュピールラインは再び激しい反応を起こすようになる。その原因を、ユングはカルテに記載していない。この時期にあったのは、ユングが妻と共にブルクヘルツリ精神科病院の官舎に引っ越してきたこと、そして11月末にはユングに娘が生まれたことである。

この時期に至ると、シュピールラインの転移は第3段階へと入る。性愛的な性格をもつものになっていくのである。この時期のシュピールラインはあから

さまに誘惑的な態度でユングと接している。そして、ユングのほうはますます不安定になっていった。この状態になってから、彼は3カ月、ザビーナ・シュピールラインのことをカルテに記載していない。

4 転移 – 逆転移の実際

いささか長くなったが、以上のようなユングとシュピールラインの関係の展開から、私たちは転移 – 逆転移の実際の表われについて学ぶことができる。本項では先に挙げた先達の考察を助けとしながら、その学びを深めていこうと思う。

(1) 強さと深さと全体性

河合は転移 – 逆転移について、「強さ」と「深さ」の軸から見るという重要な指摘をしているが、「強くて深い」あるいは「弱くて深い」といった、2軸の組み合わせについては多くを語っていない。ユングとシュピールラインの間に展開した転移 – 逆転移が、河合のいうところの「強い転移」であったことは間違いない。では、何がその「強い転移」を招いたのであろうか。

前述のようにシュピールラインは、ユングのもとへと至るまでにも高名な医師を転々として治療を受けていた。これらの医師たちはそれほど「強い転移」も「深い転移」も招きはしなかった。では、ユングは彼らと何が違っていたのか。端的に述べるならば、ユングはシュピールラインから見て適度に年上で、魅力的な男性であったという点に尽きるであろう。そのユングが当初は圧迫面接のようなきびしい態度で治療に臨んできたことで、シュピールラインにとっては厳格な父親の姿を重ねることにもなったのであろう。厳格な父親を重ねることができ、かつ性愛の対象となりうるユングという医師は、シュピールラインにとってエディプス葛藤を再体験するうえで格好の相手であったのだと思われる。

つまり、臨床家がクライエントの抱える核心的なテーマと何らかの意味でつながりのある属性をもっているとき、「強い転移」が生じやすいのである。ここで臨床家が十分に意識された深い共感をもてるならば、「強い転移」はしだいに「深い転移」へと成熟していくことになる、というのが河合の主張であっ

た。言い換えれば、クライエントの抱える深く核心的なテーマに対して臨床家が無意識的な共振を起こしつつそこに止まるとき、転移は強く激しい様相を呈しやすいのであろう。

　ユングとシュピールラインは、エディプス葛藤に伴う性愛的なテーマを接点として関係を深めていく。しかし、ここで後年のユングが心の「全体性」を重視していたことが思い出される。核心的なテーマによる共振は、確かに両者を強く惹きつけ合わせたであろうが、ユングがシュピールラインの全体性に共感していたとは思えない。共感というには、あまりに無意識的で衝動的なつながりであったように思われる。ただし、それはシュピールラインが強く望んだものでもあった。2人の間には確かに共振があったと思われるが、それを認識のレベルにまで引き上げて共感として扱うことができなかった。そのように考えていくと、河合のいう「深い共感」とは単に核心的テーマへのピンポイントの共感のことではなく、心の全体性への共感のことではないかと思われる。そして、この心の全体性には、次に述べる「転移に気づくことへの抵抗」や「転移解消への抵抗」といった心の動きも含まれなければならないのである。

(2) 転移に気付くことと解消

　前述のようにギルは転移抵抗には「転移に気づくことへの抵抗」と「転移解消への抵抗」があると考えた。このような視点から見直したとき、シュピールラインはその聡明さもあり、自らの転移に気づくことには成功しているようである。ただし、その道のりは平坦なものではなかった。

　本節で紹介したシュピールラインの話は、いうまでもなく彼女の人生の中のごく一部である。彼女はその後ユングから距離をとり、一時、フロイトに近づきながらも結局は故国ロシアへと戻り、赤貧の生活を送りながら（当時、精神分析で生活費をまかなえるほどに稼ぐことはむずかしかったし、シュピールラインはとくにその方面の才能に欠けていた）、精神分析の普及に努める。またユングと距離をとるためであろう、彼女は結婚をして、子供も作っていた。しかし、想像に難くないが、彼女の中でユングの存在は特別でありつづけたようである。

　分析医となる訓練の中で、シュピールラインは否応なく自分とユングとの関係を通して転移を理解したに違いない。一方で「転移解消への抵抗」の克服に

は長い時間がかかったのであろう。手紙のやりとりの中で、フロイトは彼女に「早く目を覚ましてほしい」と助言している（Richebächer, 2005）。

　しかし、シュピールラインにとって（そしてユングにとっても）、その道のりがいかに苦痛に満ちたものであったにせよ、この転移と葛藤は必要だったのではないだろうか。彼女は幼少時から空想物語を創っていた。ことに「生と死」というテーマは彼女の心をとらえたという。異民族同士の結合によってジークフリートが誕生する、といった個人的な神話も編んでいた。その神話を投影する相手が彼女には必要だったし、それがユングであったということなのだろう。シュピールラインにとっては転移の解消よりも、転移を通して神話を生きることのほうが必要だったのである。

(3)　融和型逆転移と補足型逆転移

　ユングの逆転移のほうはどうであろうか。彼には初めから逆転移の渦に巻き込まれる条件が整っていた。ようやく精神分析で治療できる患者との出会いに、彼は気がはやっていたであろう。そして、いざ出会ってみれば、そこには激しいヒステリー反応を示すかと思えば教養を備えた美しく魅力的な女性としての一面も見せるシュピールラインがいた。

　分析開始初期のユングの診察時の態度はきわめて対決的であり、威圧的さえあったことから、この時期の彼からは共感の姿勢は感じられない。一方で、病室で暴れるシュピールラインを丁寧になだめすかしているユングの姿も伝えられており、彼が分析場面と、その他の場面とでかなり矛盾した態度を見せる人であったことが窺われる。ユングの矛盾した態度はシュピールラインを混乱させたであろう。同時に、あからさまに矛盾を示しつづけたことによってシュピールラインの転移を引き出したものと思われる。シュピールラインの両親もまた矛盾の多い人であったからである。

　ラッカーの分類にしたがってユングの逆転移体験を分類するなら、補足型逆転移ということになるであろう。シュピールラインに対して尊大に振る舞うユングは、そこだけを見ればシュピールラインの中にある父親像を引き受け、同一化してしまっているように見える。

　あるいは、これはもう逆転移と呼ぶよりもユングによるシュピールラインへ

の転移である、とみなしたほうが的確なのかもしれない。実際、ユングは唐突にシュピールラインとの関係を清算するが、その契機はシュピールラインとの関係がフロイトやブルクヘルツリ精神科病院の関係者たちに明らかになりそうとなったことであった。この顛末などは、母親（シュピールライン）を求めながらも、それを知られることで父親（社会）から処罰されるのではないかと恐れ、何の気持ちもないかのように抑圧してしまう、というエディプス葛藤の転移そのもののように筆者には感じられる。また、ギルの指摘を借用するなら、ユングのほうでもシュピールライン同様に、「（逆）転移に気づくことへの抵抗」と「（逆）転移解消への抵抗」とがはたらいていたことであろう。最終的にユングはシュピールラインとの関係を断ち切ることで、彼女への（逆）転移を終結させる道を選ぶ。意識化によって解消するといったスマートなやり方は、ストーリーとしては美しいが、現実にはなかなかむずかしい。

5 青年期心理療法における転移 - 逆転移

　さすがに今日の臨床活動で、ここまで劇的で破滅的な体験をすることは少ないと思われたかもしれない。20世紀初頭のヨーロッパと21世紀の日本の状況ではかなり異なるし、クライエントにかかわる人間も医師だけでなくさまざまな専門家が登場するようになった。一方で変わらない要素もある。今も青年期の発達課題といえばアイデンティティの確立であろうし、そのためには個性化と社会化をほどよく果たしていかなくてはならない。身体発達の側面から性的な意味での成熟も課題となってくる。

　その意味では、シュピールラインの示した反応も激しいものではあったが、青年期の問題を色濃く反映したものであった。彼女は支配的な両親に反発しつつ、同時に両親からの愛情を渇望するという矛盾に苦しんでいた。その矛盾の中で確固とした自分（アイデンティティ）の確立という感覚をもてないでいた。彼女の示した一連の激しい行動化は、周囲の人間への"試し"を通した自分探しのプレイセラピーとしての意味をもっていたのかもしれない。

　ユングは、シュピールラインの優れた洞察力を高く評価し、彼女に分析医となることを勧めた。彼女自身もこれに応えることによって個性化と同時に社会

化も果たすことになった。このような職業選択の勧めがユングの逆転移に基づく行動化であり、それに対してシュピールラインが応えたことは転移を基にした行動化であるとされるなら、シュピールラインのアイデンティティ確立という青年期の発達課題が、転移－逆転移の関係を通して達成されたということであり興味深い。先に、分析対象とはならない転移があることをギルの指摘として挙げたが、治療者やクライエントの振る舞いを一括りに行動化として除くことのできないむずかしさが示されているような気がする。

6　フロイト派とユング派の違い

　ラッカーは精神分析における「転移－逆転移」の扱いの変遷について、「転移はまず最初、彼の仕事を妨げる厄介な障害物であった。それから、きわめて価値の高い治療手段となり、ついには治療の主戦場とみなされるに至った」とし、逆転移もそれに呼応して「治療の主戦場の"半分"を構成するものとみなされるまでになってきつつある」という（Racker, 1968）。河合もまた、このようなラッカーたちの登場以降、フロイト派とユング派の「転移－逆転移」に関する違いは小さなものになりつつあると述べている（河合, 1986）。

　小さくなりつつあるのは、治療における「転移－逆転移」のもつ重要性に関する認識についてであろう。転移概念やその扱いには、やはり両者の間では大きな開きがある。本節では敢えてその点は不問のまま話を進めてきたわけであるが、最後にこの点についても青年期と関連をもつ範囲で取り上げておきたい。

　今更述べるまでもなく、フロイト派における転移は幼少期の重要な対人関係、とくに両親との愛着と葛藤の処理が投影の中心となる。そして、治療全般にわたって、治療者との間で展開されるこの関係性に注意が払われることとなる。まさに「心理療法の主戦場」といえよう。

　一方のユング派では、転移に持ち込まれるものは幼少期の葛藤に限定されないと考える。「幼児体験だけでなく、あらゆる思想ないし感情が転移されうる」（Bennet, 1983）という。

　神田橋によれば、転移という概念は臨床実践を振り返り、捉え直すといった認識活動のための道具として有用性をもっている（神田橋ら, 2003）。その視点

から見たとき、ユング派の転移概念は豊かな広がりをもってはいるものの、あまりにも多くのものが視野に入りすぎて、使いこなすには相当の熟練が必要となるような気がする。

　そうした両者の違いを、よくわからせてくれる機会があった。20年ほど昔であったと記憶しているが、1つの事例を巡り、フロイト派とユング派の分析家がコメントを交わし合い、討議を行なうというセミナーが山王教育研究所の主催によって開かれた。フロイト派として藤山直樹氏、ユング派として河合俊雄氏が登壇していた。ケース・レポーターが報告する夢へのアプローチに関して、フロイト派では「治療者－患者」の"関係性"の視点から、言い換えれば「転移－逆転移」の視点から解釈を行なっていくのだと話す藤山氏に対して、河合氏は「ユング派では"関係性"についても夢のほうから見ていく」と返していた。

　青年期のクライエントは発達上、社会化の問題を抱えている。個人の内界に深く、深く関心を寄せていくアプローチをとる場合、その点については注意深くある必要があるであろう。とくに心理臨床家の場合、社会性という点では個人的な課題、あるいは弱点を抱えている人も少なくないように感じられる。それがまた、クライエントの抱える問題との間で共鳴や絡み合いを起こすこともあるだろう。

　エリクソンは青年期の発達課題としてアイデンティティの確立を挙げているが、それは「社会的価値と個人的価値の独自的結合による自我一体性の感覚」である（柴野，2007）。つまり、個性化と社会化という両輪が欠かせない。一方、ユングにあっては個性化に大きな重きを置いていて、社会化のほうは強調されることが少ないようにも感じられる。十分な社会化を果たした中年期以降のクライエントであれば問題になることは少ないであろうが、青年期のクライエントの場合には留意が必要であろう。

7　アニマ

　ユングとシュピールラインとの関係はスキャンダラスな側面が注意を惹きやすいが、筆者としてはそのような目で2人を見ることは、ユングのみならずシ

ュピールラインに対しても不敬ではないかと思っている。本節でこの話を持ち出したのも、決してユングを貶める意図ではなく、むしろ個人的には深い尊敬を抱いている。ただ、偉大な先人であるユングでさえ、転移－逆転移に向き合うことはたいへん困難だったのだということを感じ取ってほしかった。そして、シュピールラインを取り上げたかった。筆者の勝手な転移である。

シュピールラインはあまりにも早過ぎた女性分析家だった。ユングとフロイトの不誠実によって、彼女の業績は十分に陽の目を見ることなく、一時は彼女の存在ごと、精神分析運動の歴史の陰に葬られてしまった。

しかし、彼女の存在はユング心理学にとって不可欠だったはずである。かつてユングは「私の心理学は、あなた方、女性がいなければ生まれなかったのですよ」と語ったことがある、と小川捷之氏から伺ったことがある。それが真実だとしたら、間違いなくその中心にいたのはシュピールラインであったのだろう。彼女との不適切な関係に溺れていく体験が、のちにアニマの着想に大きく影響したに違いない。理性ではわかっていても止めることのできない圧倒的な内界のうねりや渇望を体験したことが、ユングに「アニマは魂である」と言わせたように思えてならない。

8 「転移－逆転移」と催眠

最後に、催眠についても触れておきたい。フロイトの臨床が催眠から始まっていることはよく知られている。フロイト自身が転移について「ラポールの担い手であり、催眠療法家が『被暗示性』と名づけたものと同じ力動的要因である」(1925) とも述べている。もちろん、フロイトの使うラポールや被暗示性といった言葉が、今日のそれと同じではないことは容易に予想がつく。とくにミルトン・エリクソンの登場以降、催眠は大きく進歩した。それゆえに、フロイトの言葉から安易に精神分析と催眠とを結びつけた考え方を展開することはできないが、しかし両者の交流からさらなる心理療法の発展が生まれる可能性を見落とすべきではないであろう。とくに、被暗示性が最も高まるのは15歳〜21歳とされている。精神分析療法と催眠療法の交流が図られるとすれば、それは青年期心理療法のフィールドからではないかと密かに期待している。

[引用・参考文献]

Bennet, E.A.（1983）：*What Jung Really Said*. New York: Schocken Books. 鈴木晶・入江良平訳（1985）：ユングが本当に言ったこと．思索社

Freud, S.（1925）：An Autobiographical Study. London: Hogarth Press. 懸田克躬訳（1970）：自己を語る．人文書院

Gill, M.M.（1982）：*ANALYSIS OF TRANSFERENCE Volume I Theory and Technique*. International Universities Press. 神田橋條治・溝口純二訳（2006）：転移分析　理論と技法．金剛出版

河合隼雄（1986）：心理療法論考．新曜社

神田橋條治・滝口俊子（2003）：不確かさの中を―私の心理療法を求めて．創元社

Racker, H.（1968）：*Transference and Countertransference*. London: The Hogarth Press Ltd. 坂口信貴訳（1993）：転移と逆転移．岩崎学術出版社

Richebächer, S.（2005）：*Sabina Spielrein. Eine fast grausame Liebe zur Wissenschaft*. Zürich: Dörlemann Verlag. 田中ひかる訳（2009）：ザビーナ・シュピールラインの悲劇．岩波書店

柴野昌山（2007）：社会化．In：下中直人：世界大百科事典．平凡社．

[第9章] **行動化**

青年期精神療法における行動化

精神療法における行動化の定義について、精神分析の視点から概視し、青年期精神療法における行動化について、関係性や自我同一性の発達の視点から事例を考察する。

髙橋由利子

1　精神療法における行動化

(1)　行動化の定義

　精神分析をはじめとする精神療法では、不安や葛藤などの内的な動きを、クライエントとセラピストの関係において、ことばにしていくことが基本とされる。しかし、精神療法の過程では、不安や葛藤がことばではなく態度や行動で表現されることがある。そして、多くの場合、無意識的に表現されるため、精神療法に影響を及ぼす。この現象を行動化という。

　行動化（アクティング・アウト）には、面接の約束を忘れる、時間に遅れる、手紙や贈り物を持参するなどの行動のほか、面接中の沈黙や、話を思い出せない、眠くなるなどの受動的な態度・行動で表現されるものもある。狭義には、面接時間外に面接室の外で起こる行動化をアクティング・アウト、面接場面や面接室内で起こる行動化をアクティング・インと空間的な意味で区別していうこともある。

　行動化について最初に概念化したフロイトは『想起、反復、徹底操作』(1914) において、人は抑圧された葛藤をめぐる記憶や感情を想起し言語化する代わりに行為で再現し、自分がそれを反復していることを知らずに反復するとしている。また、人には行為で再現しようとする衝動が本来的にあるため、治療の終結までは現実生活での重要な決定は控える約束が必要であるとしてい

る。フロイトは精神分析により抑圧された葛藤を言語化・意識化することをめざしたため、行動化は治療への抵抗と考え、行動化を含む転移の解釈と徹底操作が必要であるとしている。

その後、衝動的な自傷行為や反社会的行動などをくり返し、周囲を巻き込む境界例など、人格の病理が注目されるようになると、治療を阻害する危険な行動化には限界設定が必要と考えられるようになる。しかしそこから、行動化は精神療法に悪影響を及ぼすため、できるだけ回避したほうがよいという誤解も生じている。

(2) 転移と逆転移の相互作用による行動化

近年、アメリカの精神分析では、治療場面において表現されるものを、エナクトメント（enactment）という概念で説明しようとする動きがある。エナクトメントとは、当人が必ずしも意識できないような個人的な動機が行動で表現されること、転移と逆転移が相互に絡み合い演じ出されることをいう。そのような行動を言語的なやりとりを中心とする精神療法からはみ出すものと捉えるだけではなく、言語的に見えるやりとりのなかにも行為的な側面があり、そこに対象関係が演じ出されると考える。すなわち、治療場面においてほぼ必然に起きるものであり、それをいかに回避するかではなく、それがどのように生じているのか、いかに治療的に用いることができるかを考える。

行動化は治療への反応として起きるものであり、クライエントの転移による行動化に巻き込まれたセラピストは、逆転移により過度に共感的になったり、拒否的になったりして、中立性を保つことがむずかしくなる。そのようなセラピストの行動化が、クライエントの行動化につながることもあり、行動化は転移と逆転移が複雑に絡み合う相互作用のなかで起きる。そのため、治療関係において行動化は不可避であるとともに、治療には不可欠といえる。

治療関係においてそのような生きた相互作用が起きることは、クライエントの言語発達以前の対象関係について、行動をとおして理解し受け容れる治療的な契機になりうる。田中（2002）は、「あっ、間違った！」「え？ そうだったの！」という心臓に悪い瞬間こそが相手と通じ合えた"とき"であり、そこから軌道修正し微調整していくことが、面接が進んでゆくことであるとしている。

(3) 行動化の取り扱い

　行動化の取り扱いは非常にむずかしい。それは、そこに立ち会うクライエントもセラピストも、今が非常に大切なときであることを、非言語的なところでともに感じているからこそ慎重になるし、また、さらに予期しないことが起きたりする。基本的には、クライエントが行動化をとおしてセラピストに何を伝え、理解してほしいと求めているのか、行動化の背景にある無意識的な不安や葛藤について考え、行動化の意味を理解しようとする姿勢が大切である。治療の目標は、クライエントが行動化することで回避している不安や葛藤に向き合えるよう、言語化を重ね、解釈をとおして不安や葛藤に直面化させていくことになる。

　しかしその一方で、なんらかの理由で不安や葛藤を意識化・言語化することがむずかしいために、行動化されているという視点も大切である。たとえば、言語発達以前のごく早期の親との関係において情緒的に応えてもらえなかった体験などをしていると、言語的なやりとりよりも、治療関係におけるセラピストの態度ややりとりの雰囲気など、非言語的なやりとりのほうが治療的に作用することもある。そこで重要になるのは、行動化により生じた感情をいかにしてクライエントと共有できるかをセラピストが必死に考え、クライエントの気持ちに思いをはせることではないだろうか。

　ブランク（2000）は、逆転移は患者をより理解しやすくするために利用されるのが理想であり、この理解をすぐに患者に伝える必要はなく、解釈はつねにタイミングを計ってなされるべきであるとしている。患者の行動を本人に解説するために逆転移を用いる立場もあるが、行動の直面化は否定的な印象を与えかねず、行動に変化を生む効果は少ないとしている。

2　青年期の理解

(1) 青年期の発達課題——自我同一性の獲得

　青年期は心身ともに大人と子どもの間を行き来し、境界をさまよう不安定な状態にあり、かつては境界人といわれ、近年は中二病といわれたりもする。青年期には、心身の急激な変化により湧き上がる強い衝動を自分でコントロール

しつつ、自分とは何かという問いのもと、自主・自立を求めてさまざまな対象に同一化し、さまざまな役割を試し、対象との接近・分離をくり返す。このような体験をとおして、自分や他者とのかかわり方を模索し、自分らしさを支える自我同一性を獲得していくことが、青年期の発達課題となる。

　現代では、社会の豊かさによる発達加速現象から青年期の開始が早期化している。また、価値観の多様化により心理・社会的な成熟も複雑化し、自立した大人になることがむずかしくなっているとされ、青年期は長期化の傾向にある。さらに、現代社会の多様化の一例として、性同一性もあげられる。多様な性のあり方が広く認知されはじめたことにより、青年の性同一性（性自認）獲得の過程も複雑化している。

(2) 青年期の関係性の発達

　青年期は、自分と向き合い、他者とも向き合い、新たな関係をつくっていく時期である。親や友人との関係において、これまで同様に適応するだけではなく、対象との関係を主体的に選び、かかわり、既存の関係を再構成し、新たに親密な関係をつくっていくことも青年期の発達課題となる。

　従来は、親子間の強い葛藤（第二次反抗期）を経て親子関係を再構成すると考えられていたが、山岸（2011）は、現代では親子関係は全体的に良好で葛藤のない親子が多いという。子どもの自立をむずかしくする関係として、子どもを離さない親もいるが、子どもに問題が生じると子どもへの関心を失う親もおり、現代の青年は親から見捨てられることを怖れ、親に気を遣っており、自分を見てほしい気持ちがリストカットなどの問題行動に示されているのではないかと考察している。

　さらに、現代の青年はひとりであることを怖れ、友人関係にも過剰に気を遣うという。だれかとつねにつながっていないと不安である一方、深い付き合いはしない傾向があり、相手から傷つけられることを避け、相手を傷つけないように気を遣い、ありのままの自分を見せず、その場の空気を読み、相手に合わせて演技するとしている。

　このように、現代の青年期は、社会の多様化とあいまって、自分との関係も、対人関係―親子関係・友人関係も、複雑化している。

(3) 青年期の行動化

　青年期の行動化には、自分や他者を試し、操作しようとする自傷行為や過食嘔吐、性的行動化のほか、未知なるものに挑戦、冒険、反発しようとする非行や反社会的行動、傷つきを怖れての引きこもりや親への過度の依存など、さまざまなものがある。青年期の行動化には、対象を破壊する意味だけではなく、自我同一性の探求の過程に必要とされる、自分を試しながら挑戦する試行錯誤的な意味もある。そのため、主体的で試行錯誤的な行動は、失敗や傷つきも含めてさまざまな感情を体験し、折り合いをつけながら成長していく過程と捉え、情緒的に寄り添い、治療関係のなかで抱えていくことも必要となる。

　青年期は、一時的な境界の状態にあるため、境界例などの人格の病理についての理解や、その行動化への対応が参考になる。中井・山口（2001）は、人格障害の人について、自分以外の人と折り合えないところがあるということは、結局、「自分と折り合えないところがある」ということだという。彼らを理解しようとする努力や親密で安定した関係をつくろうとする努力は、侵入される恐怖をあおり、「わかられてたまるか」という怒りを誘いだす。彼らは「わかられない」ほうが安心していられるため、人間は人間を理解しつくせるものではない、という姿勢が大切であるとしている。

3　青年期精神療法の事例

　自傷行為を主訴として来談し、青年期の発達課題——友人関係・親子関係・自我同一性がテーマと考えられた事例を報告する。この事例の治療関係における行動化の過程をとおして、転移と逆転移の相互作用や行動化が治療的な契機となることについて考えたい。

　優秀な大学に通うAは、母親や同性の友人との関係で気分が激しく上下することがあり、自傷行為をすると落ち着くが、親に隠すのがたいへんなのでやめたいと、みずから精神科クリニックを受診し、カウンセリングを希望した。面接構造は50分間の対面法で有料、面接頻度は初期・中期は週1回、後期は隔週〜月1回であった。面接代金はAがバイトで稼いだ貯金から支払われていた。

⑴ 面接初期——"いい子"のつらさをわかってと訴える行動化

　初回面接から、Aは非常にわかりやすい話し方で、最近はじめた自傷行為が急速に増えている不安や、不眠、食欲不振を訴え、自分はいつも愚痴の聞き役で、自分のつらさをだれもわかってくれないと話し、持参した大きなタオルを取り出し、大泣きした。筆者（以下、Th）は、Aは自分のつらさをわかってほしくて、泣くために来たように感じた。

　初回面接の終了時刻になると、Aは面接室のティッシュを使って大きな音を立てて鼻をかみ、そのゴミを面接室のゴミ箱にポーンと放るように捨てた。Aは「泣いてスッキリしました」と、はにかみつつ退室した。Thは、Aの切り替えの早さを見て、表向きは周囲に迷惑をかけない"いい子"として生きてきたが、内的にはことばにできない想いをため込み、もう抱えきれないほど張り詰めているのに、出せずに苦しんでいる人ではないかと感じた。

　Aは自傷行為について母親には言えないと話していたが、面接開始後すぐに自傷行為や、ずっと甘えたかったが我慢してきたことを母親に伝え、母親と来るようになった。しかし、Aはこのときはまだ母親をThには紹介せず、待合室で待たせていた。Thには、Aは母親に付き添われて安心して甘えているように見えたが、母親は仕事を休んで付き添い、疲れているように見えた。

　面接開始後、Aは自傷行為の衝動を抑えるために母親と一緒に寝るようになるなど、母親への急速な依存と退行を見せる一方、自傷行為のきっかけとなった友人との関係を切ることに固執した。このときの見立てとして、Aには早期の依存、すなわち一体化をめぐる葛藤があると考えられた。Aは"いい子"で相手に合わせることで、相手から見捨てられないようしがみついてきたが、自分の想いを相手に受け止めてもらえない現実の中で、自傷行為により自分の中で抱えきれない不安を切り離し、相手との関係をコントロールする万能感を得ていると考えられた。

　面接初期、Aは依存欲求を母親とともに、Thにも向けるようになり、さまざまな行動化を起こした。「不安になっても話せない」ときに書いた手紙を持ち込む一方、面接場面では「何を話したかったか忘れちゃった」とぼーっとし、足を抱えて眠るなどの退行した様子で過ごすことが増えた。Aはことばでやりとりするより、一緒にいることを求めているように感じた。また、Aは手紙を

持ち込む行動化をとおして、ここで見せている以上に強い不安を抱えており、不安なときにはいつでも応えてほしいし、母親や主治医などの周りの人にもわかってほしいと求めていることを表現し、自分のためにThが動くか試しているように感じた。

「不安になっても話せない」ときに書いた手紙をThは大切に受け取りつつ、面接の時間や頻度などの構造は動かさなかった。面接数回をかけて、Aの手紙について、そのときの状況や気持ちをていねいにやりとりすると、やがてAは、ずっと前から、家にいるのに家に帰りたくなるときがあること、人に甘えたい気持ちがあるが、相手の負担になると思うと怖くて甘えられないことを、静かに語った。時間をかけてAの想いをことばで共有したあと、Thから〈Aさんを理解するのにとても大切な話と思うので、主治医にも知っておいてもらうとよいと思う〉と伝え、だれからどのように伝えるのがよさそうか話し合い、Aの希望に応えるかたちで、Thから主治医に伝えた。

このようなThの行動は、Aの母親転移による行動化を受けての、逆転移による行動化と捉えることができると思われる。このときThは、Aの行動化をとおして表現された気持ちを大切に受けとめる受け皿＝体制づくりをしていくことを、Aにわかりやすいかたちで伝えることが治療関係の構築につながると意識的に考えて行動していた。しかし、ふり返ると、これからより密接な治療関係に入っていくという予想のもと、Th自身も周囲の理解を得ておく必要があるだろうという無意識的な不安からくる行動化でもあったと思われる。

(2) 行動化から理解する転移と逆転移の相互作用

面接開始から半年後、Aは予告なく母親と一緒に面接室に入り、母親から話すよう促した。母親は、父親の借金でAの学費を払えないため中退の手続きをしたこと、親の都合で我慢させてきて今回もそうさせてしまったことを語り、自分もつらいが働くしかない、と笑いながら泣いた。母親の隣に坐るAは、「私もきちんとしたかったので」とはにかみつつ、母親の顔を見た。Thは突然の行動化に驚かされるとともに、Aや母親の穏やかとさえ感じられる雰囲気に強い違和感を覚えた。そして、この行動化がどのような意図により、このような結果に至ったのか、そのときはわからなかった。

Aとの面接は変わらず継続する約束であったが、Aの不調や経済的な理由によるキャンセルが数カ月にわたりつづいた。キャンセルがつづき会えない間、Thは親の借金で中退せざるをえなかったAを不憫に感じていた。そして、経済状態が安定するまで治療費を軽減できる方法がないか考え、周囲に相談し、その方法を見つけた。また、連絡が途絶えたAに、その後をたずねる葉書を出した。ふり返ると、それはThの行動化であった。面接が中断し治療関係が危ぶまれる中、Thは現実では何の役にも立たない人として切り捨てられる不安を感じ、Aからの連絡を待っていられずに行動化した。

　その後、Thの葉書に応えるかたちで、Aは数カ月ぶりに来談すると、「さっき、そこで切っちゃった」と笑いながら、まだ血のにじむ傷を見せた。そして、家には居場所がなく落ち着かないため、バイトを入れて外に出るようにしていると泣いた。Thは、自分の行動化がAのさらなる行動化につながり、生々しいものが持ち込まれ、それを引き受けざるをえない状況になったことを重く受けとめた。さらに、母親からは、治療費の軽減に感謝する手紙とお礼の品がA経由で渡された。1回目は丁重に返したが、2回目は返すことがむずかしいかたちで送られ、受け取らざるをえない状況になった。

　このときThは、中退の話をしにきた母子に穏やかとさえ感じられる雰囲気があったのは、母親が苦労を背負い、けなげに生きる人の役をとり、Aも母親に一体化して家族のために生きることで、母子の絆を再確認できたためと理解した。そして、中退の話をしにきた面接では治療関係の終わりもほのめかされていたが、そこにThが反応して行動化したことにより、Aが母親に向けていた一体化願望がThに向けられ、母親からもAを託されたと理解した。すなわち、Thは、自分の逆転移による行動化をとおして、Aの転移による行動化の意味を理解したのである。

(3) 面接中期——離れられない関係と切り離す行動化

　面接中期のAはさまざまな行動化を起こし、Thは以前よりも巻き込まれて困ることが増えた。ある日、悪天候で交通機関がマヒし、多くのキャンセルの連絡が入る中、Aは数時間かけて来談した。面接終了後、気分が悪くなって帰れなくなり、迎えにきてもらうため、Aは数時間面接室で過ごした。Thは他

の仕事をしつつもAのことが頭から離れず、居心地の悪さや息苦しさを感じた。その不快感は、Aの中に溜め込まれた両親やThへの不満や怒り、依存・退行欲求や見捨てられ不安、先行きの見えない不安が混沌としたままThに投げ込まれているためと考えられた。また、Aが行動化をとおしてThがそれでも見捨てずにいるかどうか、Thの許容量を無意識的に試しているように感じられたため、Thは限界設定よりも先に"今ここで"大切に受けとめられる体験が必要と考えた。

　しかし、Aは、父親が借金をつくったのは仕事でストレスが溜まっていたのかもしれないと擁護し、家族のために過労で倒れた母親がかわいそうだと泣き、自分のことで両親にこれ以上の迷惑はかけられないと語った。Thは、Aの話を聞きながらいらいらするような怒りを感じた。そして、面接後しばらくしてから、Aが両親に怒りを感じられないほどの"いい子"の仮面をかぶることでしか生きてこられなかった現実に気づかされた感じがした（逆転移による理解）。

　その後、Aの気持ちは、面接内での語りと面接外の手紙に明確に切り離されて行動化されていることにも気づかされた。面接内でのAは、最近は悩まなくなったと明るく話し、自傷行為の話もしなくなった。しかし、次の面接を待たずに出された手紙には、何の役にも立たない父親と、その父親に文句も言えない母親には自分の弱みは絶対に見せてはいけないと激しい怒りが吐き出されるように書き殴られていた。Thは面接外の手紙を面接内で扱おうと複数回試みたが、Aは「覚えていない」と応じなかった。

　このような行動化が起こると、一般的には解離が疑われ、セラピストは非常に不安になる。ThもAの心身の状態を観察し、見立てを見直し、変化を見逃さないように注意を払った。そして、のちに次のような理解に至った。それまで、Aの中にはさまざまな不安や怒りや葛藤が混沌と溜め込まれていたが、ThがAの中の状態に気づき、Aの中に溜め込まれていたものを引き受ける受け皿を用意できると、Aは自分の中のよいものと、わるいものを切り離し（splitting）、今の自分では受け入れられない部分については、距離のある対象に向けて放出できるようになったと考えられた。ただし、なかなか出なかったものがいったん出るようになると、次は出てくるものをどのようにコントロールしたらよいかわからないという課題も出てきた。Aとはその出し方をめぐり、

やりとりが必要となった。

　その後、Aは面接だけではなく、現実生活でも不安や葛藤をわかりやすく出すようになり、母親と寝ていても不安で、連夜のように母親と口論するようになった。母親から「そういうことを仕事にしている人に話して」と言われ、見捨てられ不安が再燃したAは、主治医に夜間救急のある入院可能な精神科病院に転院したいと言い出した。主治医から今のAによい方法とは思えないと言われても、AはThとの面接でも転院したいと言いつづけた（相手から見捨てられる前に自分から見捨てようとする分離不安、母親転移による行動化）。

　自分の想いを通そうと高ぶるAとやりとりしていくと、Aは疲れ切った母親にはもう甘えられないから、人の不安を聞くことを仕事にしている人のほうが気を遣わなくていいとThを価値下げするように語った。その後、Thの不在をわかっていて夜中にクリニックに電話したこともあると話した。また、Thから面接の希望を確認された際に、そろそろ面接を終わりにするよう言外に促されているように感じ、落ち込んだと静かに語った。このときのAは、転院したいと行動化しつつも、母親だけではなく、Thとの間でも見捨てられ不安を感じたことを意識し、初めて相手と向き合い、言語化してやりとりしている。したがって、Aの心が成長し、非常に意味のあることが起きていると考えられた。しかし、それは同時に、Aが自分の心の痛みを感じるようになったことも意味した。Aは、面接室の外に漏れ聞こえる大声で泣きじゃくり、面接時間を引き延ばそうとし、Thに心理的にしがみつこうとしているように感じられた。Thは、Aの強い気持ちが面接構造の枠内にきちんと持ち込まれるようになったことを理解しつつ、Aの母親と同じようにAに付き合わされ、疲れを感じることもあった。

(4)　分離 - 個体化の過程——自分にエネルギーを注ぐ

　面接開始から2年経過し、Aの様子や家族関係、治療関係が安定していることを評価して、Aの成人を機に治療費の軽減を終了し、自費の面接に切り替える提案をした。行動化も予想されたが、Aはこれまでの自分の努力が評価された提案を喜び、驚くほどスムーズに自費の面接に移行した。

　しかし、ある面接では、Aは遅刻したうえに待合室のトイレで自傷行為をし

てから面接室に入り、自傷行為について詳細かつ饒舌に語った。Thは、Aの自傷行為の話を聴き、以前のような不安よりも、なぜか恥ずかしい感じがした。ふり返ると、それはAの自傷行為が自慰行為的な様相を帯びていたからではないかと思われる。面接開始当初の自傷行為は相手との関係をコントロールするために使われていたが、自分自身をコントロールするために使われはじめたのは、ひとつの変化と考えられた。

　その後、自傷行為が面接の中心になることが減っていくのと並行して、現実生活では、それまでになかった新しい動きが見られるようになっていった。Aは「ここで話したことはなかったけど」と前置きし、インターネット上でリストカットで有名な人のブログを見ると、「自分と同じ」と感じることを熱心に語った。Aの語るその人は、才能豊かな魅力にあふれ、Aにとって同一化の対象に足るアイドルのような存在であると考えられた。

　やがてAは、当時まだ走りであったブログを立ち上げ、そこに自分で書いた詩やイラストを発表するようになる。そして、「賞金が当たれば好きなものを買える」と懸賞に応募することにエネルギーを注ぐようになった。懸賞では、応募作品のテーマや締め切り、その他の詳細な条件が設定されており、Aはその設定に合わせて作品を作ることに苦しみ、一時は、抑うつ的になった。実際に、Aの応募した作品が特別賞を受賞し、出版社から自費出版の誘いがくると、Aは自分の力が社会に認められたことに高揚した。

　特別賞のため、目当てにしていた賞金はなく、自費出版でお金を出す必要があるという展開に、Thは不安を感じた。同時に、これまで目の前の母親やThに自分を認めてほしいと求めてきたAが、広く社会に認められる喜びを感じ、自信をもち始めていることは純粋にうれしく感じた。母親も同じような気持ちだったのか、自費出版には相当のお金が必要だったが、Aの貯金に加えて母親の援助で実現した。Aは出版されたばかりの本を面接に持参し、Thにプレゼントしてくれた。ひとりの少女の心の成長を描いた作品には、面接初期に語られた「ずっと前から、家にいるのに家に帰りたくなるときがある」という話と重なるものがあり、Aの葛藤が昇華された作品のように感じられた。

　その後Aは、徐々にコスプレをエスカレートさせ、周囲が驚くような格好で来談するようになった。Thが面接で扱うと、Aは嬉々として語り、面接終了

時にはポーズを取って写真を撮ってほしいと求めた。Th は疑問や恥ずかしさを感じつつも、断れずに写真を撮った。このとき Th は、A の自己愛を満たすために使われているように感じた。このようなやりとりは、A の行動化であり、Th の行動化とも捉えることができると思われる。Th は断ることもできたはずだが、このときは A の楽しそうな様子に水を差す感じがして、断るのは気が引けた。ここには、青年が大人になっていくために必要な通過儀礼的な意味もあると思われた。なぜなら、青年期特有の羽目を外す楽しさは、社会に一定の枠組みがあることを理解しているからこそ楽しめるものと思われる。羽目を外す自分を写真に収めようとするのは、羽目を外す楽しさは今だけのものであり、永くはつづかないことを意識しているためであり、われわれは今ここでの思いを思い出として写真に収めようとするのだと思われる。

　A はさまざまなコスプレと並行して、さまざまな性志向の友人と活発に交流するようになり、その関係性について面接で語るようになった。ゲイやバイセクシュアルの友人、夫と子どものいるずっと年上の主婦など、どの友人も A を理解し受け入れてくれた。しかし、その友人にはすでにぴったり合うパートナーがいて、そこに自分の入る余地はないことに、A は落胆をくり返した。

　一時、A は自分には同性愛的な志向があると思っている様子であった。面接でも、年上の女性の友人に対する好意を語りつつ、「暑い」とブラウスのボタンを外して下着が見えるということが起きた。A の誘惑的ともとれる行動化に、Th は恥ずかしさや落ち着かなさや不安や緊張を感じたが、このときは逆転移の解釈はしなかった。しばらくして A は、「お母さんみたいに甘えられる人を求めているのかも」と語り、母性的な対象を求めていることをとおして、自分の中の母親への思いを意識するに至った。

(5) **面接後期──自立に向けて**

　面接開始から 3 年後、中退した大学の同級生が就職した話が出てから、A はさらに一歩踏み出し、社会との関係性を模索しはじめた。当初は、入りやすく稼ぎやすい接客業のバイトで、持ち前のいい子を発揮して評価されていた。しかし、A は外向きにエネルギーを使いすぎると、自分自身が疲弊することを実感するようになり、自分に合う仕事を探して試行錯誤した。失敗して傷つき、

被害的になることもあったが、やがて、企業の電話交換の仕事に就くと、Aは水を得た魚のように没頭した。Aの仕事はまさに《つなぐことと切ること》であり、Aはその仕事をいかに滞りなく気持ちよくできるかを考え、さまざまな工夫を試すことを楽しんでいる様子であった。もともと能力の高いAは、職能コンテストで高く評価され、異例の速さで正社員に誘われた。しかし、Aはいい子になりすぎることなく、「もう少し自分のペースでやってみたい」と自分らしさを大切にしたい気持ちを上司に伝えた様子であった。

仕事が軌道に乗り、現実生活が充実してくると、家族やお金の問題があっても、「波はあるけど、引きずらなくなった」と語り、やがて「ここに来ると休みがなくなって体がきついから、次は少し先でもいいですか？」と言うようになった。Thが今ここに来る意味を問うと、Aは「全然なくなっちゃうのは不安だけど、もう少し間を空けてもいいかな」と面接の間隔を徐々に空けて試してみることを、Aから提案してきた。

精神分析的な精神療法では、このように間隔を徐々に空けてフェイド・アウトしていくような終結の仕方は、一般的には推奨されないと思われる。Aの場合、見捨てられ不安から自傷行為がはじまり、《切ることとつなぐこと》が大切なテーマであったため、面接の終結にさいしても、Aのペースややり方を尊重したいと考えていた。また、子どもの発達理論にある、分離－個体化や再接近期、自立性獲得の過程を考えると、そのときには子どものほうが自分から動くものであり、大人から促すものではないと思われた。

そこでThは、Aからの提案を受けるかたちで、今後について話し合った。Aは面接の間隔を3カ月、半年、1年と徐々に空けていき、「それでも大丈夫だったら、終わりにできそう」と語って帰って行った。その後、Aは、他の用事が入ったり、すっかり忘れたりして面接をキャンセルし、結局は一度も来談することなく面接は終結した。

最後の面接の半年後に届いたAからの手紙には、面接のキャンセルの詫びとともに、その後も安定して仕事をつづけていること、「少し自信がもてるようになってきた」と書かれていた。また、そこには「こんなことばかり書いていると、先生はもう大丈夫、このまま卒業でいいと思うかもしれませんが、私は先生に会いたいです」「最後については、また連絡します」と書かれていた。

Thは、Aらしいお別れの仕方のように感じ、あえて返事は出さなかった。

4　事例の考察

(1) 関係性の発達と自我同一性獲得の過程

　Aとの面接過程をふり返ると、面接初期のAは、さまざまな不安が混沌と存在する世界で生きていた。しかし、自分の身体を切ってその痛みで一時的に不安から目をそらし、目の前の対象に依存し一体化することで、なんとか安心感を得ようと必死にもがいていた。面接中期になると、Aは自分の中のよいものとわるいもの、内と外を分け、自分と対象を区別して関係をコントロールするようになっていった。面接後期、自分をコントロールできるようになり、豊かな創造性を発揮し、自分らしさを模索するようになっていった。また、理想化した対象に同一化し幻滅することをくり返しながら、自分や対象、社会との関係性を模索するようになっていった。そして、さまざまな試行錯誤を経て、今の自分にちょうどよく自分らしく居られる場所を見つける段階にまで成長したと考えられる。この過程は乳幼児期から青年期の心理発達過程と重なる。自分の中の快・不快に圧倒されていた時期から、自分と対象の存在に気づき、最早期の対象関係の経験を拠り所にさまざまな関係性を構築し、やがてそれを吟味し再構築して、唯一無二の自我同一性を獲得していく。

　Aは乳幼児期にやり残した分離－個体化の課題を、面接過程をとおしてみずからやり直し、育ち直したといえる。Aみずから育ち直したといえるのは、Aが面接過程すなわち発達過程の節目ごとに行動化を起こし、自分のために面接構造や治療関係を使える力をもっていたことによるところが大きい。Aの行動化は、自己中心的で対人操作的な行動にも見えるが、青年期の自我同一性獲得の過程で、自分と向き合い、他者との関係を問い直すには、むしろ必要な能力と考えられる。

　面接後期にわかったことだが、Aは小学校入学後に一時的に不登校になり、母子並行面接の経験があるということであった。この点から、Aは人生の節目や家族の節目で分離の痛みを感じてきたと考えられる。対象関係に不安や葛藤が見られる場合、親面接や成育歴の聴取が重要と考えられるが、臨床の現場で

はさまざまな事情からその実現が困難な場合もある。本事例では、小学校入学の節目で立ち止まり、問い直す必要があったときには母親も面接を受けた。今回は経済的な事情もあり、母親は当初から面接を希望せず、Aの個人治療になった。しかし、今回はAの個人治療になったことこそが、分離－個体化を促す契機となり、青年期の自立のテーマまで発達的にたどることに寄与したと考えられる。

(2) 精神療法における行動化と関係性

青年期に限らず、精神療法における行動化は突然起き、また、やってしまったあとに気づく（気づかないことさえある）。ふり返ると、Aの行動化は劇的で、見ている人を飽きさせないものがあった。そこには、面接構造という舞台において、Aという演じ手の豊かな創造性が映し出された。さらに、それに応えるThという役もいて、転移と逆転移が複雑に絡み合って演じ出され、劇的な物語が構成されるに至ったと考えられる。

本事例の経過では、自傷行為を主訴に来談したことと、お金が重要な局面で複数回登場することに、Aの自分や対象との関係性が象徴的に表現されている。Aが《切ること》で心の痛みを行動化したことは、家族の関係を揺さぶり、また家族や治療関係を《つなぐこと》になった。さらに、お金が目に見えるかたちでAの人生や治療関係をいったん《切ること》になり、その後の関係を《つなぎ》、関係を強化するかたちで登場している。一般的には"金の切れ目は縁の切れ目"といわれるが、Aにとってのお金は、人生の痛みを象徴するものであり、同時に両親との関係やAを不憫に思ったThとの関係を《つなぐ》ものにもなっている。

すなわち、Aとの面接過程でお金の話が出てくるときには、重要な関係性を《切ることとつなぐこと》が象徴的に語られている。面接初期に母子で中退の話をしにきた面接では治療関係の終わりもほのめかされ、お金が関係を一時的に《切る》が、Thの行動化による治療費の軽減が再会に《つながる》。面接中期では、自費の面接に切り替える提案をしたり、賞金目当ての応募から自費出版でお金を出す話に展開したりした。このときには、お金が社会との関係性を模索しはじめる契機となり、また、母親の与えたお金が土台となって、心理

的離乳が促進されているところが象徴的であり、たいへん意味深い。面接後期では、働くことで稼げるお金は、社会や現実生活との関係性を《つなぐ》ものとなり、Aの自信や自立に《つながり》、治療関係の終結にも《つながる》。

　Aの転移感情には、自分の気持ちをすべてわかって合わせてくれる一体化できる対象を求める願望と、自分の気持ちを向けた対象から見捨てられる不安が混在していた。そのため、転移関係では、だれにもわかってもらえないつらさを訴えて対象を希求する孤独なAと、見捨てられないよう迎合的ないい子を演じるAとが、つながらずに別個に存在しているように感じられた。Thの逆転移感情には、自分ひとりでなんとかしようとするAと《つながる》ことができるところがないかと探す気持ちがあった。同時に、さまざまな顔を見せるがそれが《つながらない》Aを理解し受けとめることができるかという不安もあった。当時まだ駆け出しだったThは、Aと出会い、転移と逆転移の行動化の嵐に巻き込まれた。そして、表向きは揺るがないThを演じつつも、内心は不安で戸惑いながら必死で物語の流れを追いかけていた。ふり返ると、さまざまな困難があっても治療関係を継続できたのは、お互いに行動化してもその後は真摯に向き合い、ことばでのやりとりを重ねられたこと、そして、そのやりとりをとおしてAのもつ力を信じることができ、Aの成長を見守りつづけられたことが大きかったと思われる。

　さいごに、大切な成長の過程に立ち会わせてくださったAさんに、心より感謝いたします。

[参考文献]

Blanck, G. (2000): *Primer of Psychotherapy: A Developmental Perspective*. Maryland：Jason Aronson Inc.. 馬場謙一監訳（2013）．精神分析的心理療法を学ぶ―発達理論の観点から．金剛出版．
福井敏（2002）：行動化．In：小此木啓吾編：精神分析辞典，岩崎学術出版，pp. 135.
川畑直人（2004）：行動化．In：氏原寛他共編：心理臨床大辞典，培風館，pp. 236-238.
古賀靖彦（2002）：アクティング・イン．In：小此木啓吾編：精神分析辞典，岩崎学術出版，pp. 3.
松木邦裕（2005）：私説対象関係論的心理療法入門―精神分析的アプローチのすすめ．金剛出版．

森国佐知（2012）：性的行動化を繰り返した思春期女性との心理療法過程．心理臨床学研究，第30巻第5号，691-702.
中井久夫・山口直彦（2001）：看護のための精神医学．医学書院．
小倉清（2006）：思春期の臨床―小倉清著作集2．岩崎学術出版社．
岡野憲一郎（2002）：エナクトメント．In：小此木啓吾編：精神分析辞典，岩崎学術出版，pp. 41-42.
高石浩一（1998）：自己愛人格障害の心理臨床．In：山中康裕・河合俊雄共編：境界例・重症例の心理臨床，金子書房，pp. 141-153.
田中千穂子（2002）：心理臨床への手びき．東京大学出版会．
山岸明子（2011）：こころの旅―発達心理学入門．新曜社．

[第10章] **遊び**

思春期型不登校と遊ぶ

遊びは言葉の代用品ではなく、遊びこそ心理療法なのである。
それでは、思春期・青年期臨床における遊びの意義とは？

篠原道夫

1　思春期のサナギ

　思春期は、変わり目の時期である。子どもから大人への節目であり、不安定な時期である。この時期は《サナギの時期》と呼ばれることがある（河合，1992, 2000を参照）。サナギはイモムシからチョウへ変化する中間段階であり、同じように、思春期は子どもから大人への中間段階だからである。サナギの外観は、不活発にしか見えない。しかし、サナギの内側では、地を這うものから空を舞うものへの大きな変化が生じている。大きな変化は、不安定な状態を引き起こしやすい。サナギの殻は、この不安定さを保護する機能を果している。

　思春期の訪れの大切な指標は、《こもる感じ》の出現である。親や教師などの視点から見た場合、次のような特徴として具体的に現われてくる（河合，2000を参照）。①無愛想になる、②無口になる、③体の動きが重くなった感じがする。そして、親の主観的な感覚としては、④お互いの間の気持ちの交流がないような感じがする。子どもがどこか他の世界に行ってしまったような感じを体験する親もいる。

　このような思春期の子どものこもる心性は、《思春期内閉》と呼ばれている（たとえば、山中，1978, 1996）。思春期内閉には、さまざまな程度がある。本人も家族も気づくことなく過ぎ去ることもあれば、文字どおりに家に閉じこもってしまうこともある。このような閉じこもりが、思春期型不登校の中核群を占

めている。この不登校は、サナギの殻の保護機能を果たしている。したがって、サナギ状態を尊重して待つことが、きわめて大切である。そして、いかに待てるかが、心理的援助の鍵になる。ところが、この《待つこと》がきわめてむずかしい。家族や教師などの関係者は、なかなか待つことができない。待つためには、専門的な見通しと暖かな人間関係を必要とする。

　思春期の不登校は長期化しやすい。とはいえ、終わらない思春期はない。不登校の生徒のほとんどは学校に帰っていく。ただし、どのようなかたちで《サナギ》を生きたかは、チョウの舞い方に反映されるだろう。たとえば、①「怠け者」として白眼視され、針の筵（むしろ）のような家庭でその時期を通過したのか？　あるいは、②狭いながらも深い心の居場所があり、サナギが温かく守られたのか？　そして、③自分でもよくわからないような深い心理についての理解者との出会いがあったのか？　この３つの場合は、その後の状態がそれぞれちがうだろう。

　①のような場合、祖父母からきびしく糾弾されるため、家にいることができない。とはいえ、学校にも行けない。そのため、行く当てもないまま、母親の運転でドライブしつづけざるをえない羽目に陥った事例もある。焦ってサナギの殻を破り、変性状態のイモムシを引っぱり出したりしたら、チョウには変容できない。この殻破きを契機に、終わらない思春期がはじまるかもしれない。②については、各自治体の運営する「適応指導教室」がたいへん機能している（たとえば、篠原，2008を参照せよ）。また、スクールカウンセラーを活用して、別室登校の児童・生徒のための居場所づくりも充実してきている。そして、③の場合こそ、心理療法家の担うべき機能である。外観からは動きがあるように見えないサナギの殻の前に立ち、心理療法家がどのようにかかわりうるのだろうか？　以下、事例をあげてこの課題を検討してみたい。

　中学２年生の秋、ちょうど体育祭のころより、Ｅ男は学校を休みはじめた。朝、登校する前に頭痛が生じる。彼は体育の授業が苦手であった。また、体育祭や文化祭のように人前に出なければならない機会も苦手だった。そもそも、小学校５年生のころから、苦手な日（つまり、体育の授業や体育祭・文化祭など）は、学校を休みがちであった。小学校５年生といえば、児童期の終わりのころである。他方、中学２年生は魔のときである。14歳は、思春期内閉がもっ

とも顕著なかたちで現われやすい学年である。このころにサナギの殻の中身が、ひょっこり顔を見せることもある。変性状態のサナギは、奇妙である（イモムシでもチョウでもない）。同じように、中学2年生は、奇妙なことをしでかすことがある。あとから振り返ったときに、どうしてそんなことをしたのかが、本人もよくわからない。これが世にいう"中2病"の本質だろう。

　E男は、断続的に登校していたものの、10月半ばからまったく登校できなくなった。まず、母親が専門機関に足を運ぶ。親曰く、本人の性格は几帳面である。思いやりがあり、優しいところもある。消極的な性格ではあるものの、友人は多い。学業成績は振るわないが、算数・数学の教科を好んだ。母親は、健康的で穏やかな物腰の婦人である。ニコニコと微笑みが絶えず、悩んでいる様子が見受けられない。不安感・焦りなども、伝わってこない。家族の焦りは、本人の心理療法の妨げになりやすい。そのため、親子並行面接を設定して対処する必要も出てくる。しかし、何の焦りも生じないことがよい兆候ともいえない。不安と焦りは、エネルギーの表われでもある。したがって、そのエネルギーを活用できれば、本人と家族が変化するための駆動力にもなる。

　母親は、ある種の"カウンセリング慣れ"をしているようでもあった。なぜならば、E男以前に、長男も長期的な心理療法を受けていたからである。E男（次男である）とまったく同じように、中学2年生のころに体調不良を訴え、不登校状態に陥る。家から外に一歩も出られなくなってしまう。やはり、14歳は魔のときである。このとき、母親も兄と一緒に母子並行面接を受けている。兄の場合、高校進学と同時に、「なぜか」しら登校できるようになった。母親から見れば、E男の不登校は、いわば"第2ラウンド"であった。母親とは対照的に、父親は息子たちのことで苦悩を訴えている。苦悩が昂じて抑鬱状態を呈し、投薬治療も受けていた。そもそも彼は病弱気味で、ときどき、会社をまとめて休むこともあった。

　E男本人は、心理療法の場になかなか登場しないまま、家の中に閉じこもった状態がつづいた。ただし、一歩も家から出られないわけではなく、15時半を過ぎれば家の外に出られた（つまり、彼は下校時刻を意識している）。2〜3人の友人が彼の家に訪れ、連れだって遊びに出ることもあった。そんな状態がつづき、彼が私の前に現われたのは、中学3年の秋、不登校状態が1年ほど経過

してからのことであった。そのころには身体的症状（頭痛）はすでに過去のものとなり、学校にいけないという状態だけが残っていた。

　E男は、腕が細く、小柄だった。中学3年生の男子生徒には見えない（小学校高学年の児童のように見えた）。顔色は青白く、全体的に生気が感じられない。身体的な慢性疾患を患っているかのようにさえ見えた。髪はもっさりと伸び、漫画『ゲゲゲの鬼太郎』の主人公・鬼太郎のような髪型になっていた。彼の第一印象は、"うらなりヒョウタン"であった。面接室でのE男の態度は、おどおどしており、目も合わせられない。セラピストから顔を半ば背けている。質問には、はっきりと返答できない。そのため、沈黙状態に落ち込みやすい。私が〈何かしたいことはある？〉と誘うと、将棋盤の置いてある棚の方向に向き直り、「将棋！」と応える。思いのほか、はっきりした言葉が返ってきたことに、私は軽い驚きを感じた。これが彼との"手談"のはじまりであった。それは、長い道程であった。

2　盤上遊戯

(1)　手談

　心理療法は、対話を基本とする。ところが、幼児・児童の場合、言葉での交流能力に限界がある。この限界に対処する必要から、遊びを媒介として交流するかたちの心理療法が考案された。したがって、遊戯療法とは、言葉を遊びで代用している心理療法といえる。雁の代わりにガンモドキで作った料理のようなものである。とはいえ、遊戯療法において、子どもは内的世界を豊かに表現する。それは、言葉よりも能弁であり、セラピストの心に直に訴えかけてくる。遊戯療法の実践の積み重ねと共に、遊びの臨床的意義が明らかになっていった。たとえば、児童分析家ウィニコットは、「心理療法は2つの遊ぶことの領域、つまり患者の領域と治療者の領域が重なり合うことで成立する」と指摘している。つまり、遊びは言葉の代用品ではなく、遊びこそ心理療法なのである。彼は、「精神分析は、自己と他者とのコミュニケーションのために、遊ぶことを高度に特殊化させた形態として発展してきた」とまで述べている（Winnicott, 1971/1979）。遊戯療法は特殊形態ではなく、むしろ心理療法の本質的部分なの

である。

　幼児・児童には、遊戯療法がたいへん有効である。しかし、思春期のクライエントは、小学生のようなボール遊びをしないし、刀を振り回してごっこ遊びに興じられない。砂場で川を作り、バケツで水を流し込み、汗だくになることがない。かといって、言葉で対話するかたちの心理療法にスムーズに乗れるわけでもない。思春期の心理療法は、言葉と遊びの中間的なかたちをとらざるをえない。この中間的なかたちを模索して、交互スクイブルやMSSMなどの描画や、コラージュなどの机上での創作活動が活用されている。女子生徒の場合は、ビーズ・刺繡・編み物などの手芸も活用されている。

　Ｅ男の選んだ将棋などの盤上遊戯も、このような中間的なかたちといえるだろう。幼児・児童の遊戯療法ほどに退行する危険性がない。"手談"とは、囲碁の雅名である（大室，1977/2004）。たとえば、菅原道真は、「手談幽静処（手もて談らふ幽静の処）」ではじまる漢詩「囲碁」を残している。囲碁のゲームとは、手による談話なのである。囲碁だけでなく、将棋・オセロ・チェスなどの盤上遊戯全般も手の対話といえるだろう。Ｅ男は寡黙・訥弁であったが、彼の手談は能弁であった。何かを手に握ると、ふだんとは別な人格的側面が顕わになることがある。たとえば、ふだんは物静かな人物が、テニスコートでは対戦相手を圧倒する積極性を見せることがある。また、ふだんは口下手であり、あまり自発的に発言しない人物が、きわめて激しい内容の手紙（最近では、電子メール）を送りつけてきて、びっくりさせられることがある。逆に、ふだんは乱暴な物言いをする人物が、とても繊細な字をしたためることもある。あるいは、ふだんは礼儀正しい人物が、荒い運転をするスピード狂であることもある。ラケット、筆、ハンドルが、日頃は隠れている人格的側面を引き出しているのである。Ｅ男の場合、攻撃的側面が顕わになった。将棋の駒を手にしたＥ男はきわめて積極的であり、セラピストに向かってきた。私は、その積極さに好感触をもった。なぜならば、攻撃性はある種のエネルギーの存在の証だからである。そして、それは変化するための原動力にもなる。

　同時に、手談は、Ｅ男の問題点も明らかにした。Ｅ男は直線的に駒を押し上げてくる。そのため、激しい攻め合いが生じる。ただし、Ｅ男は、自陣を守ろうとしない。そのため、彼の陣地はスカスカとなり、ガランと空洞化してしま

うのである。彼の持ち駒は、つねに前に前に貼られて、手元に保持されない。防御しつつ攻めることができない。攻められれば、その局面をあっさりと捨ててしまう。そして、別な局面を攻めるのである。王への攻撃に対してだけは、王を逃がすかたちで対処する（対処しなければ、そこでゲームオーバーなので）。セラピストからの攻撃に切れ目ができた場合も、守りを固めることなく、前へ前へ駒を進める。たとえ後手であっても、Ｅ男はまったく守らないのである。ともかく攻撃だけの一本槍であり、防御しないのである。たとえば、彼の《角》の目の前に、私が《歩》を進める。しかし、Ｅ男は、いっさい、この《歩》に応対しようとしない。《歩》は彼の陣地に入り、《角》はあっさり献上される。いうまでもないことかもしれないが、《歩》は歩兵であり、一歩ずつしか前に進めない（9枚あり、捨て駒に使える）。対照的に、《角》は足の長い駒である（左上・右上・左下・右下の4方向、つまり斜め45度に自由に進める）。また、貴重な駒でもある（1枚しかない）。

　Ｅ男は積極的であり、速いテンポで接近してきた。通常、駒と駒が出会えば、お互いの関係のなかで次の手が決まる。選択肢は、必然的に狭まるはずだ。ところが、Ｅ男は、セラピストとの出会いを無視し、自分の道を邁進するのみなのである。"手談"が対話の手段だとしたら、Ｅ男の手談は一方的な発言であり、対話ではなかった。一方的にまくしたてるスタイルであった。私からのアプローチ（攻撃）には、まったく無反応である。"暖簾に腕押し"、"糠に釘"の状態である。あまりの手応えのなさのため、私は前に出ること（攻撃）を控え、引いて守ることに専念した。具体的には、王を盤上の隅に囲って引きこもった。つまり、Ｅ男を迎撃するスタイルをとったのである（まったく攻撃しないわけではなく、カウンター攻撃は仕掛けていた）。心理療法の序盤では、攻撃側（Ｅ男）と防御側（セラピスト）の役割関係が固定的であり、一方的にまくしたてる人と傾聴する人という"手談"の構図ができあがった。

(2)　縦から斜めへ

　心理療法と将棋との関係性について最初に言及した人物は、フロイトであろう。彼は、精神分析療法をチェス（すなわち、西洋将棋）に喩えている（Freud, 1913/1983）。チェスのコーチ本には、序盤と終盤についてしか解説されていな

い。中盤の駒運びは、説明できない。同じように、分析技法の中盤を解説できないが、序盤なら解説できる。という理由で、彼は、論文「分析治療の開始について」を書いた。彼によれば、中盤についてできることは、対局の実例研究だけである。したがって、事例研究が、心理療法の中盤を学ぶための唯一の手段なのである。事例研究の意義は、今日でも失われることはない。

　フロイトは将棋の素人だから、彼の喩えは素人の思い込みにすぎないかもしれない。しかし、玄人も、将棋に正解はないと述べている。たとえば、棋士・谷川浩司は、序盤・中盤に答えはないと述べている（河合・谷川，2004/2008）。その理由は、「同じ局面で同じ手を指しても、相手に持つ意味がちがう」からである。まったく同じ局面で同じ位置に同じ駒を置いても、だれが置いたかで意味が異なる。また、だれに対して置いたかで意味が異なる。つまり、関係性が介在してくるのである。たとえば、対戦相手が手堅い棋士の場合と攻撃的でトリッキーな棋士の場合では、たとえ同じ一手であっても、こちらの受ける印象は異なる。そのため、ちがう展開が導かれるのである。谷川は「相手の個性を考え」て指さなければならないと述べている。同時に、相手も谷川の個性を織り込んで駒運びしている。個性と個性の出会いによって、将棋の展開は生じる。同じように、心理療法も、個性と個性の出会いである。フロイトは「技法の機械化」を完全に拒否した（Freud, S., 1913/1983）。なぜならば、精神分析の本質が出会いだからである。ちなみに、彼は序盤にはある程度の定石があると考えていた。将棋にも、定石があるはずだ。ところが、谷川は、序盤ですら正解なしと主張している点で、よりラディカルだ。

　精神科医・中井久夫（1995）も、精神科治療の本質と将棋との関連性を明らかにしている。彼は、治療の本質は科学ではないとしたうえで、「治療とは、人間が存在と将棋をさす場合の１つ」であると指摘している。ここでの「科学」という術語は、因果的に説明できるものという意味で用いられている。彼によれば、発病過程は因果律で語りうるし、「原因」すら取り出せる。ただし、治癒していく過程は、発病の過程を逆行することでなく、因果律で説明できない。発病過程と治癒過程は、異質なものなのである。他方、将棋も、因果律で説明できる科学ではない。たとえば、将棋を数学に還元できない。将棋は数学ではなく、むしろ芸術である。中井は、将棋は「可能性の芸術」であると指摘

している。将棋の棋譜は、ルールに沿ったかたちで「創造」されているからである。Ｅ男は、学校の教科科目のなかで算数・数学を好んだ。そして、将棋では、人間（この場合、セラピスト）の存在を無視したかのような駒運びをしていた。彼は、自分という存在を「科学」的に生きようとしていたのかもしれない。そして、そんな生き方は、機械的であり、創造的でなかったのだろう。個性と個性が出会うからこそ、そこに創造も生じるのである。

　Ｅ男の将棋の特徴は、積極的だが厚みがないことである。駒と駒が重層的に連合せず、前へ前へと突いて出るだけである。たとえば、《飛車》で直線的に突っ込んでくるものの、バックアップする駒がない（ちなみに、《飛車》は、縦横に足の長い駒である。上下左右の４方向に、自由に進める。《角》と同様に１枚しかない貴重な駒である）。彼の攻め方は、"神風特攻隊"のような印象を与えた。命がけで突撃してくるものの、敵軍の空母まで届く前に撃墜されていたのである。

　ところが、３カ月ほどしてから、《角》と《桂馬》のジグザグな動きが表われ、攻撃が多彩になりはじめる。《角》は斜めに足が長い駒である。また、《桂馬》は、やや変則的に進む駒である（《桂馬》は、２つ前方の升目に隣り合った左右どちらかの升目に進める。つまり、斜め60度前方へ進む足を持っている）。直線的な動きのなかに、斜めの動きが生じた。ときとして、セラピストが将棋に負けることもある。Ｅ男も、勝利に喜ぶ。よい展開に納得できたときは、「よし！」と声を上げることもある。そもそもＥ男の感情の表出そのものが少ないので、そのような表出が好ましく感じられた。

　半年過ぎたころから、Ｅ男は簡単に仕掛けてこなくなる。そろりそろりと距離を詰めてくる。仕掛けてくるモーションをかけておいて、駒を引くことすらある。出会ったころのＥ男とは、対照的である（当時の彼は、開戦と同時に一目散に突撃してきていた）。Ｅ男と私との関係性に、《間合い》というものが生じたのである。また、セラピストの防衛線の１点に焦点を合わせ、突撃態勢を整える。《飛車》で縦に突いてこず、むしろ《角》を主とした斜めの攻撃に変化していった。他方、セラピストは、王を盤面の隅に囲わなくなった。正確にいえば、Ｅ男の攻撃に厚みが出てきたため、やすやすと囲い込む余裕がなくなったのである。

2度目の春がきて、E男は、セラピストの駒の動きに対応した攻撃をするようになる。また、セラピストの攻撃を受け止め、押し返すようになる。駒と駒があって伯仲し、力の均衡が生じることもあった。その結果、縦に突く鋭さが減少し、《角》と《桂馬》を絡ませた仕掛け方をしてくる。2年が経過した秋のころ、E男は防御をするようになる。自陣の防衛線が崩れれば、《歩》を張って補修することもあった。そして、隙がない。とても粘りがあり、柔らかい攻撃をする。

　将棋の盤は、縦横の升目の世界である。この升目の世界は、杓子定規な硬い世界といえるだろう。当初のE男は、升目の世界において縦にばかり直線的に動いていた。彼の性格は、几帳面な強迫性格をしている。この強迫性は《縦》の動きに表われていた。その後、"手談"を重ねるなかで、彼の世界に《斜め》が出現する。斜め（つまり、《角》）を見殺しにしていた男が、それを生かすようになったのである。彼の打法は、斜めを主としたジグザグの動きに変化した。この《縦》から《斜め》への変化が、彼の攻撃に粘りと柔軟性を生んだようである。そして、将棋は、相互作用に変化した。"手談"は、一方的発言から対話へ変化したのである。

(3)　爛柯
　"爛柯(らんか)"も、囲碁の雅名である（大室，1977/2004）。この雅名は、『述異記(じゅついき)』に収められた中国の伝説にもとづいている。『述異記』は、梁のころ（502～557年）に任昉(じんぼう)が編んだ奇譚集である。くだんの伝説は、以下のような物語である。

　晋の時代（265～420年）、王質という男が木を切りに山に入る。すると、数人の子どもが歌いながら、碁を打っているところに出くわす。観戦を始めた彼は、子どもたちから棗(なつめ)の種のようなものをもらう。それを食べていると、空腹を感じなかった。しばらくして、「どうして帰らないの？」と子どもに問われ、王が席を立つ。持参した斧を見ると、どうしたわけか柄（柯）がボロボロに腐って（爛って）いた。山から降りて、村に帰ってみると、すでに家族や知人は死去していた。遥か昔に山に入って戻ってこなかった男がいた、

という言い伝えだけが残っていた。

　この類話はたくさんあり、老人が碁を打っている場合が多い。その老人の正体は北斗星であったり、南斗星であったりする。つまり、神と神が遊んでいるのである。王質の物語における子どもたちも、ただの子どもではなく、神童であったのだろう。歴史人類学者・大室幹雄は、碁の起源は神のものであり、碁の遊びは「神々の顕現する聖所であり神々の遊びであった」と指摘している（1977/2004）。神々の世界は、日常の世界と時間の流れが異なる。盤上の営みには、この世の出来事が圧縮されている。一手一打が、1年から10年の時間に相当している。その結果、王は、まるで浦島太郎のような目に会っている。帰還した浦島は、日常の時間と竜宮城での時間とのギャップに直面させられる。海の底での1年は、浜での数十年に相当していたのである。上述のとおり、E男の"手談"は、盤上でたしかに変化した。その変化は、縦から斜めへの変化として要約（圧縮）できるものの、きわめてゆったりしたものであった。E男と私が「神々の遊び」に興じている内に、秋・冬・春・夏・秋・冬・春・夏と季節が2周してしまっている。王の轍を踏んで浦島状態に陥らないためにも、E男の日常の時間の流れを辿り直してみたい。

　E男と出会って半年が過ぎて、春になる。日本の義務教育では、中学校に通った生徒も通わなかった生徒も、平等に卒業させてもらえる。E男は、通信制高校に籍をおくことになった。ただし、高校のスクーリングには、まったく参加できない。私は、日常生活について話題にしようとなんども試みた。しかし、E男は質問に答えられない。頭を垂れ、うつむき、沈黙状態に陥りやすい。曖昧にうなずく程度の反応しか得られなくなってしまう。この沈黙は、セラピストへの反抗ではない。彼が質問に答えようとしているのか、答えたいのだが答えられないでいるのか、判然としないままに時間が流れる。その間、私の発した質問は、届け先不明の手紙のように、空中を彷徨っている。そこで質問を重ねれば、セラピストから一方的に詰問しているような雰囲気に陥りやすい。思春期型不登校の臨床においては、内閉を尊重し、《待つこと》が大切であると強調されてきた。それは、本論の冒頭でも、論じたとおりである。私自身も、その意義を重々承知しているし、保護者・教師などの関係者にその意義を説い

てきた。ただし、《待つこと》はやはりむずかしい。"貴重な時間が浪費されているのではないか"という不安と焦りが、何度となく私の胸のなかを去来していた。あたかもベタ凪の海を前にして佇んでいるような心境であった。"いつか水平線の向こう側から何かが現われるのでないか"という期待を抱き、あるいはその希望を失わないように努めながら、ひたすら海を眺めていた。浦島の母も、同じような気持ちだったかもしれない。彼女も、浜辺で太郎の帰りを待っていたはずだ。

　E男の日常における変化は、ゆっくりとしたものであった。高校1年生の夏頃、E男の顔つきに青年の雰囲気が現われる（「小学校高学年」風ではなくなった）。1年が過ぎた晩秋、工場でアルバイトを始める。小規模で家庭的な職場環境であり、E男を含めて4人しか従業員がいない。ごく短時間のアルバイトであるが、毎回、単純な作業に勤める。休むこともなく勤務して、重宝がられる。E男に社会的活動の場ができたことは、内閉状態から一歩踏み出したことを示している。したがって、望ましい変化であるだろう。ただし、欠勤のないことは、少し一本調子な印象を受ける。E男は、心理療法のセッションも、同じように休まなかった。大雨の日ですら、全身ビショビショに濡れながらも来談した。このような来談姿勢は、E男の熱意の表われと受け取るべきかもしれない。しかし、一本調子で直線的な強迫性ともとれた。

　2度目の冬のころ、髪型に変化が表われる。髪を伸ばして、お洒落にウェーブさせている（「鬼太郎」風ではなくなった）。春を迎え、髪を茶髪にする。服装にも変化が生じ、爽やかな装いで来談する。とくに、縦のストライプのシャツが目に鮮やかであった（この縦縞にも、少々の直線性が認められる）。全体的に明るい雰囲気になり、若者らしい外観に変貌する。このようなE男の外観の変化は、彼の内面の変化を反映しているだろう。装いや髪型は、ときに、社会的な姿勢・構えを示している。たとえば、かつての日本社会では、子どもと大人では髪型が異なっていた（つまり、元服すれば、髷を結った）。また、既婚女性と未婚女性では髪型・服装が異なっていたし、出家すれば髪を剃った。私は、"手談"の変化にある程度の手応えを感じていた。その手応え感が、装い・髪型の変化でも確認できたように感じられた。

　2度目の夏には、原動機付き自転車の免許を取ろうと試みる。アルバイトで

[第10章] 遊び

月に数万円の収入があるため、小型バイクを手に入れよう思い立ったようである。しかし、秋までに3度受験して、いずれも不合格であった。自分で自由になるお金を稼ぐことは、大人への一歩である。そのお金で免許を得ようとした点は、大切なことである。免許証は、身分証明証（IDカード）の代わりになる。つまり、"自分は何者か"というアイデンティティを示す機能をもっている。したがって、免許獲得の試みは、不首尾に終わったものの、アイデンティティを模索する気持ちの表われだったのかもしれない。

3　箱庭療法

(1)　ミクロ・コスモス

　遊戯療法では、プレイルームの中で子どものファンタジーが展開し、セラピストもその世界に立ち入り、そのファンタジーを生きる（たとえば、篠原, 2005を参照）。そこに、遊戯療法の醍醐味があると思う。他方、箱庭療法はテーブルの上で遊ぶ技法である。それも、砂箱の内側で集約的に遊ばれる。このように集約される点で、箱庭療法と盤上遊戯は共通している。河合隼雄は、箱庭療法と将棋の類似点として「自分の内側にある世界が、小さなスペースのなかで全部表現される」という性質を指摘している（河合・谷川, 2004/2008）。爛柯の民話に見られたように、"神々の遊び"としての囲碁の盤面には、この世の出来事が圧縮されて表現される。いわば、マクロ・コスモスが盤面に集約される。同じように、箱庭のなかは、クライエントのミクロ・コスモスが集約的に表現される。そのなかに作成者の人となり、その人の本質が表れてくる（あるいは、引き出される）。箱庭とは、ある種のコスモスである。

　3度目の春が来て、E男は箱庭を初めて作った（写真1　箱庭1）。私から箱庭に誘ったものの、彼は玩具棚から距離をとりつつ眺めている。いつもの重苦しい空気が流れ、かなり間が生じる。面接室のなかをウロウロしていたE男が、「どういう風に（箱庭を作るのですか）……？」と確かめる。私が〈何か好きなもの（玩具）はあった？〉と応じると、E男は、兵士・ネイティブアメリカンなどの戦闘的な人形の棚を指し示す。私は、〈一度、（好きなものを）置いてみればイメージも湧いてくるし……、"何が足りないか"も浮かんでくるものだ

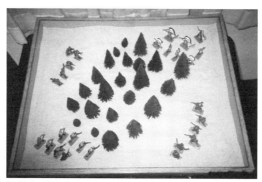
写真1　箱庭1

よ〉と勧める。「戦争みたいにしたい」と述べつつ、彼は兵士を手にとる。右手前に、カーキー色の戦闘服を着た6人の兵士を並べる。次に、グレー色の戦闘服を着た5人の兵士を左奥に並べる。2つのグループは、向き合っている。グレーの兵士のグループの前に、針葉樹を横並びに置く。E男はこの針葉樹の列を追加していき、「森」ができあがる（4列ほどで構成されている）。

それから、E男は、右奥にネイティブアメリカンのグループを並べる（馬に乗ったネイティブアメリカンも並べたものの、途中で取り除く。最後には、8人が残る）。対称的に左手前には、カウボーイのグループ（8人）を並べた。この2つのグループも、中央の森を挟んで向き合っている。つまり、森は四方から取り囲まれた状況になる。自然に広がった森というよりも、人工的に配置された幾何学的な森に見える。この森によって、4グループが分断されているようにも見える。他方、4グループのパワーが中央に集中し、魔方陣を形成しているようにも見えた。また、この森は、碁盤の目のようである（この森は、長方形である）。森を挟んだ両側の兵士たちは、将棋盤を前にして並んだ駒のようにも見える。

まだ完成には至っていないようであったが、ここでセッションの時間切れとなる。E男は、この未完成作品について、「基地になるもの」が足りないとコメントした。

E男は、翌回にも箱庭を作った（写真2　箱庭2a）。今度は、スムーズに着手する。箱庭1は、いわば"習作"だったようである。まず、砂箱の四隅に民家

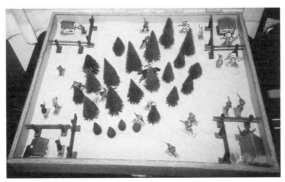

写真2　箱庭2a

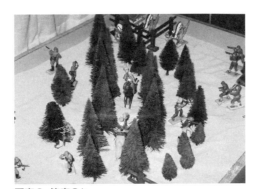

写真3　箱庭2b

を配置する（右手前⇒左手前⇒左奥⇒右奥の順で、時計回りに配置する。その後の作成に置いても、この順序で四隅を構成する）。前回同様に、左奥の家の前に針葉樹を横並び一列おく。今回の作成スタイルは、前回よりも大胆である。たとえば、針葉樹を籠ごと持ってきて、どんどんと並べる。前回同様の「森」ができあがる。

　四隅の家を柵で囲う。砂箱の隅を利用しているので、柵を2つずつ置けば、きれいに囲まれる。これが、前回には足りなかった「基地になるもの」なのだろう。次に、兵士を配置する。兵士の割り振り方は、前回と同じである（すなわち、右手前＝カーキー色の兵士、左手前＝カウボーイ、左奥＝グレー色の兵士、右奥＝ネイティブアメリカン）。それぞれのグループは5人で編成されている（右手前のグループだけが、例外的に6人編成である）。柵の内側に1人ずつ配置

され、その人物がグループリーダーのようである。柵の外側には、縦と横の方向に2人ずつ配置される。たとえば、右奥の隅のネイティブアメリカンのグループは、左に向けて2人、手前に向けて2人配置される。シンメトリックに4分割された幾何学的な配置である。

　この辺りでいったん完成した様子が見受けられたものの、そこから、E男は、兵士たちを動かしはじめる。まず、カウボーイのグループが森のなかへ進出し、カーキー色の兵士たちにかなり接近する。他のグループのメンバーも移動し、グループ間が接近し合う。最後に、馬に乗ったネイティブアメリカンとカウボーイを森のなかに置く。砂箱の中央で、2騎が斜めに対峙している（写真3箱庭2b：左手前より撮影）。ここで、「完成しました」と振り返り、セラピストに笑顔を見せる。かなり集中した時間となった。

　E男は、作成内容についての感想らしきもの（説明なり、連想なり）を自発的には述べなかった。セラピストが4グループのなかから"自分のグループ"を選ばせると、E男は左奥のグレーの兵士のグループを指した。

(2)　4人で将棋

　箱庭は2セッションに渡って2つ作成されたが、その本質は同じである。前述のとおり、箱庭1は"習作"であり、箱庭2が「完成」した作品である。E男は、対人的な緊張が高い。そのため、箱庭1の作成において、E男が最初に人間を置いたことは、少々、意外な出来事であった。箱庭療法にも、手で語るという側面がある（たとえば、Pattis-Zoja, 2004を参照）。E男は、"手談"において能弁だったように、箱庭療法においても能弁だったようである。その箱庭において「戦争」を作成したことは、将棋の本質が戦争であることと結びついている。

　箱庭2の作成は、2段階に分かれている。第1段階で、シンメトリックな配置が形成される。4グループの兵士は、縦・横に方向づけされて配置された（縦と横の方向のグループは見えるが、森の向こう側のグループは見えない）。第2段階で、兵士が動き出し、相互作用がはじまる。このようなシンメトリックなスタート状態が、将棋のスタートと同じである。E男の箱庭が将棋とパラレルならば、中央の森は将棋の盤面であり、交戦する兵士は将棋の駒であるだろう。

この兵士たちの戦いは、中央の森を斜めに横断するかたちへ行き着く。そして、2人の騎馬兵は、森の中央で出会っている。この《斜め》の動きが、とても大切である。なぜならば、E男の将棋の打法が《縦》から《斜め》へ変化したこととパラレルだからである。この兵士の動きは、いわば《角》の動きである。そして、《斜め》に動けたからこそ、出会いが生じたのである。また、この《斜め》の動きは、騎馬兵のかたちで表わされている。つまり、馬という本能的表現をともなっている。E男の内的世界では、心の本能的部分が乗りこなされつつあるのだろう。たとえば、フロイトは、イドと自我の関係を馬に対する騎手との関係に喩え、「馬は動くためのエネルギーを供給し、騎手は目的地を定め、馬という強い動物の動きを御する特権を持っています」と指摘している（Freud, 1933/1971）。このような内的世界の動きは、外的世界にも顔を出している。E男が小型バイクの免許を取得しようとしたこと（頓挫してしまったが）は、本能的エネルギーを統合しようとする試みであったのかもしれない。カウボーイにとっての馬は、現代のバイクといえるだろう。このように、E男の箱庭は、将棋をとおした心理療法過程のサマリーであったようである。

箱庭と将棋は、とても似ている。ただし、箱庭は1人で作り、将棋は2人で戦う、という点では異なる。箱庭の作成は、創造的過程である。将棋の戦いも、2人で棋譜を創造するという点では、創造的過程である。棋譜の創造過程は、2人の共同作業である。他方、箱庭というコスモスは、クライエント1人で作成される。ただし、そこに立ち会うセラピストとの共同作業という側面も見られる。なぜならば、立ち会うセラピストの器量によって、異なるコスモスが表われるからだ。

E男の箱庭は、4つのグループが戦っている。面接室には、彼と私の2人しかいなかったはずだ。しかし、心理学的には4人いたのかもしれない。第1人物は、もちろんE男自身である。彼は不登校であり、きわめて寡黙な人物である。ほとんど積極的な動きをみせない。第2人物は、彼のセラピストとしての私である。その私は、"時間の浪費"に関する不安と焦りを感じており、ときどき、E男を詰問しているような雰囲気をつくりだしていた。第3人物は、駒を握っているE男である。彼は、きわめて攻撃的で、直線的に向かってくる男である。第4人物は、盤上の隅に引きこもり、迎撃に専念する私である。第1

人物と第2人物の関係性は、第3人物と第4人物の関係性において逆転している。盤上のコスモスでは、逆転した関係性が生じていたのである。そして、このコスモスのなかで、治療者は引きこもり（つまり、不登校）という事態を生きた。他方、E男は攻撃性を生きた。そして、この攻撃によって、引きこもりという事態を打破しようとしていたのかもしれない。このように、セラピストとクライエントの心理は、クロスオーバーしていたのである。

(3) 空間的象徴

以上のように、箱庭における「戦争」は、E男と私の関係性（転移関係）の観点から意味づけることができる。他方、このコスモスはE男が作成したのだから、それぞれの部分のすべてがE男の内的世界の一部と見ることもできる（つまり、「主体水準」の観点からも理解できる）。E男の内界では、部分と部分の活発な相互作用が生じていたようである。彼の内界は、4つの部分（グループ）に分けて表現されている。その4つのグループは、右手前・左手前・左奥・右奥に分けて配置された。このように明確に分かれた配置がなされた場合、それぞれの空間的配置が象徴性を孕んでいる節がある。つまり、4つのグループそれぞれの特徴は、空間象徴の観点から意味づけられるかもしれない。

右と左、上と下には、つねに象徴的意味性がある（箱庭における上・下の象徴性の意義・限界については、篠原, 2011を参照せよ）。左右の軸と上下の軸で空間を分ければ、右手前・左手前・左奥・右奥の4象限が生じる。その結果、それぞれの象限は、右と左の象徴性と上と下の象徴性を掛け算した象徴性を孕むことになる。たとえば、スイスの箱庭療法家アンマン（Ammann, 1991）は、4象限の象徴性を以下のように整理している：(1)右手前は、外的母親との関係性の領域（アタッチメント、身体イメージなどに関連している）、(2)左手前は、無意識的な本能の領域（"大洋"としての無意識の創造性と危険性に関連している）、(3)左奥は、スピリチュアルな内的世界の領域（宗教性と関連している）、(4)右奥は、外的父親との関係性の領域（学校や仕事などと関係している）。

E男は、4つのグループをちょうど4象限に分けて配置した。そして、"自分のグループ"として左奥のグループを選んだ。アンマンの整理に従うならば、左奥の選択は、彼の意識に近い部分がスピリチュアリティへ傾斜していたこと

を示唆している。確かに、E男が数学を好んだことは、具体性よりも抽象性へ傾いていることの表われである。たとえば、ユング派分析家ヒルマン（Hillman, 1996/1998）は、見えないものと見えるものの架け橋として、数学と音楽と神話の3つをあげている。方程式は、具体的な世界からスピリチュアルな世界へ飛翔するための仕掛けなのである。そもそも、将棋の駒は、箱庭の兵士よりも高度に抽象化されている。また、彼の軸足が社会的場面よりも内的世界にあることは、不登校というあり方そのものとも一致している。同じ不登校でも、なんとかして学校にしがみつこうとして、あくせく動き廻るタイプもいる。対照的に、E男も彼の母親も、あっけないくらい学校へ執着しなかった。E男の自我がスピリチュアルな内的世界に生きていたからだろう。

　E男の意識から遠い部分（右手前・左手前・右奥の3グループ）にも、活発な動きが見られる。とくに大きな動きは、森を横断する《斜め》の動きである。カウボーイが、左手前から右奥へ向けて馬を走らせている。ふたたび、アンマンの整理に従うならば、左手前から現われるものは身体的・本能的エネルギーを示唆している。そして、その動きは、学校などの外的世界を目指している（つまり、右奥へ向かっている）。アンマンは、このような左手前から右奥へ動きが青年期の箱庭療法にしばしば出現する、と指摘している（Ammann, 1991）。青年期の本能的エネルギーは、外的世界で生かされる必要があるし、外的世界と出会わなければならない。E男の箱庭においても、右奥から左手前へ向けてネイティブアメリカンが馬を走らせている。馬に乗ったカウボーイとネイティブアメリカンは、中央で出会おうとしている。E男の自我はスピリチュアルな世界に飛翔し、「神々の遊び」に興じていた。そして、外的にはほとんど変化が見られない時間が流れていた。しかし、彼の内界では、本能的エネルギーが確かに動いており、外的世界へ向かっていたのである。

4　橘中之楽

　その後、私が箱庭に誘っても、E男は応じることはなかった（たとえば、ニコニコしながら首を傾げた）。彼の装いはより華やかになり、髪に赤い色を入れてくることもあった。将棋では、力と力が伯仲し、高密度の均衡状態が保たれ

るようになった（以前ならば、すぐに駒を食い潰し合って、広い空白が生じていた）。この伯仲は、E男が大急ぎで突入しようとせず、準備態勢をたっぷりとるために生じている。また、私のアプローチを予測して、防御している節がある（以前の彼ならば、最低限の対処しかしようとしなかった）。E男との将棋は相互的になり、キャッチボールになったのである。

　4度目の冬、E男がめずらしくセッションを休む。「胃の具合が悪い……」「もたれる……」と言葉少なく説明してくれる。彼は、ここまで体調を崩すことがほとんどなかった（キャンセルそのものが、ほとんどない）。その後、「（胃が）ズキズキ」するようになり、胃カメラなどの検査をしたり、服薬したりする。結果的には、身体的な異常が認められなかった。そして、また春がきて、E男はぱたりと姿を見せなくなった。驚いたことに、彼は就職していた（E男の代わりに、母親が知らせてくれた）。次の冬、「元気で働いています」としためた便りがE男から届いた。

　不登校のはじまりで、体調不良を訴える場合が多い。たとえば、頭痛・腹痛・吐き気などの身体的症状を訴える。しかし、《不登校なるもの》として自他ともに認め、それを受け入れれば、このような身体症状は背景へ後退するものである。《サナギ》の状態とは、ある種の安定状態である。サナギの殻に包まれ、外的世界から疎隔され、内側の活動は見えなくなる。このようなサナギ状態の入口と出口では、不安定となりやすい。E男の場合も、不登校のはじまりで頭痛が生じたし、その終わりで胃腸障害が生じた。このような身体症状は、イモムシ⇒サナギ⇒チョウという段階的変化の節目で遭遇する不安定さの表われである。

　生身の人間は頭だけで精神性を生きているわけではなく、手足と腹という物質性も生きている。だから、腹が減り、三度三度の食事をとらなければならい。他方、神々の世界では、腹も減らないようである。たとえば、『述異記』の伝説では、王質は空腹を感じないまま、神々の遊びを観戦している。正確にいえば、神童からもらった棗の種だけを食べている。100年以上もの時間が流れたにもかかわらず、この種だけで事足りている。"異界で供されたものを食べてしまうと、日常に戻れなくなる"という神話の法則がある。たとえば、ギリシャ神話のペルセポネーは、柘榴の実を食べる。彼女は、ハーデースによって冥

界に拉致されていた。母のデーメーテールがあまりに嘆き悲しむため、ゼウスの仲裁によって、彼女は地上に戻れることになった。しかし、帰り際、ハーデースに勧められるままに、柘榴の実を4つ食べてしまう。その結果、彼女は1年のうち4カ月は冥界で生活しなければならなくなる。このくだりは、"1年の3分の1が冬になり、大地が枯れる"という四季の起源神話でもある。浦島の場合も、竜宮城での食事を固辞すれば、悲劇を避けられたかもしれない。また、王質も棗の実を受け取らなければ、空腹を感じ、家路につけたかもしれない。E男の場合、神々の遊びを止め、スピリチュアルな世界から日常的世界に回帰する際に、身体という物質性を取り戻す必要があったようである。しばらく走らせていなかった自動車のエンジンはかかりにくい。同じように、E男の胃袋のエンジンもかかりにくかったようであるが、胃腸障害は自然に消失した。

　王質は、神々から実を与えられた。他方、神々が実の中にいることもある。たとえば、北宋時代（960〜1127年）に編まれた『太平広記』には、以下のような伝説が収められている（大室，1977/2004）。

　巴邛(はきょう)（現在の四川省）で、ある男が自分の橘園(きつえん)で大きな実をみつける。その実は2つあり、それぞれが甕くらいの大きさ（60ℓほど）をしている。不審に思った彼は、橘の実を割って開いてみる。すると、実の中には老人が2人ずつおり、象棋（中国将棋：シャンチー）で遊んでいた。彼らは象棋に夢中であり、実が割れたことを気にとめず、「橘の実のなかの楽しさは、商山の楽しさにくだることはない」と述べる。遊び終えると、「竜根の乾肉」を食べる。この「乾肉」は、直径3cmほどの草の根であり、うねうねとよじれて竜に似た形をしている。彼らは、それを削って食べる。ところが、彼らが削るたびに、根は元通りに戻り、なくなることがない。彼らは食事を終えて、根に水をかける。すると、根は1匹の竜に変わり、4人の老人を背負って飛び去っていった。

　四字熟語「橘中之楽(きっちゅうのたのしみ)」はこの伝説をもとにしており、将棋・囲碁の楽しさを意味している。「竜根の乾肉」は神々の食べ物であり、その実体は竜であるらしい。もし巴邛の男がこの根を食べていたら、王質と同じ悲劇に陥っただろ

う。橘の実の中では、4人の老人が象棋をしている。同じように、E男と私も心理学的には4人で将棋をしていた。彼と私も、橘の実の中で遊んでいたのかもしれない。それは、ちょうどサナギが繭に包まれることがあるように、われわれを実が包んでくれていた。大きな実になって熟すには、多くの時間を必要とした。時が熟したとき、E男は実の中からチョウのように飛び立っていった。

[参考文献]

Ammann, R. (1991): *Healing and Transformation in Sandplay: Creative Processes Made Visible*. Chicago & Illinois: Open Court.

Freud, S. (1913): *Zur Einleitung der Behandlung*. GW8. 小此木啓吾訳 (1983):分析治療の開始について．フロイト著作集，第9巻，人文書院．pp. 87-107.

Freud, S. (1933): *Neue Folge der Vorlesungen zur Einführung in die Psychoanalyse*. GW16. 懸田克躬・高橋義孝訳 (1971):精神分析入門（続）．フロイト著作集，第1巻，人文書院．pp. 386-536.

Hillman, J. (1996): *The Soul's Code: In Search of Character and Calling*. New York: Random House. 鏡リュウジ訳 (1998):魂のコード．河出書房新社．

河合隼雄 (1992):子どもと学校．岩波新書．

河合隼雄 (2000):おはなしの知恵．朝日新聞社．

河合隼雄・谷川浩司 (2004/2008):「あるがまま」を受け入れる技術——何もしないことが，プラスの力を生む．PHP文庫．

中井久夫 (1995):家族の深淵．みすず書房．

大室幹雄 (1977/2004):囲碁の民話学．岩波現代文庫．

Pattis-Zoja, E. ed. (2004): *Sandplay therapy: treatment of psychopathologies*. Einsiedeln：Daimon.

篠原道夫 (2005):境界例と遊戯療法．織田尚生編著:ボーダーラインの人々．ゆまに書房．pp. 277-306.

篠原道夫 (2008):適応指導教室の意義—サナギとしての不登校．馬場謙一・松本京介共編著:スクールカウンセリングの基礎と経験．日本評論社．pp. 268-278.

篠原道夫 (2011):箱庭療法の物理的問題．東洋英和女学院大学心理相談室紀要，第14巻，26-35.

山中康裕 (1978):少年期の心．中公新書．

山中康裕 (1996):臨床ユング心理学入門．PHP新書．

Winnicott, D. W. (1971): *Playing and Reality*. Tavistock Publications. 橋本雅雄訳 (1979):遊ぶことと現実．岩崎学術出版社．

[第11章] 終結

青年期精神療法の終結・中断
―― 歩を進める青年、見送る治療者

思春期・青年期の心理的特徴や発達課題からすると、治療の終結も中断も、自立の一歩の現われともいえる。治療者がこの一歩をどう読み取り、彼らを送り出すか考えてみよう。

板橋登子

1　はじめに

　人びとは、人生においていくつもの出会いと別れを必然的に体験している。精神療法という場でも、クライエントは転移をとおして、これまで重要な他者に抱いていた感情を治療者に向け、対象関係や情動体験を再現し、修正している。精神療法を開始して終わりを迎えることは、クライエントの人生における出会いと別れの縮図とみなしてもよいだろう。とくに思春期・青年期は、「第二の個体化期」ともいわれ（Blos, 1967）、乳幼児期の分離－個体化のプロセスで内在化された親から精神的に離れ、依存欲求と独立欲求との葛藤で一時的に不安定になる時期である。そして、家族以外の仲間や友人を新たな対象として親密な関係を築いていくことで、不安定さが解消され、親から自立した「個」を確立し、社会に自己を位置付けられるようになるプロセスが見られる。

　思春期・青年期の精神療法の終わり方も、クライエントのこれまでの心理的発達のあり方を描き出すものであり、終結や中断をとおしてクライエントは一歩前に進んでいく。治療者は終わりや別れに思いをめぐらせて、一歩前に進んだクライエントを見送ることになる。

　本章では、まず精神療法の終結・中断について概観する。次に思春期・青年期の終結や中断のあり方、とくに思春期・青年期のクライエントが治療者との「別れ」を体験する意味について、文献を展望しながら、いくつかの事例をも

とに検討したい。なお、紹介する事例は、筆者が出会った多くの事例の共通点を参考にしながら、それぞれの本質や心理力動を損なわないようにつくりだした架空事例であるということを付け加えておく。

2　精神療法の終結

　精神分析の終結について、フロイトは「その第一は、患者がもはや症状に苦しまなくなり、また不安や制止症状を克服したというとき」「第二は、問題となっている病的現象が今後繰り返して起こる可能性をもはやおそれる必要がなくなる程度にまで、抑圧されていたものが患者に意識化され、理解しえなかったものが解明され、内的抵抗が除去されたと分析医が判断したときである」ということを、条件としてあげた。さらに、分析の課題は「自我機能がもっとも円滑に営まれやすいような心理的条件を作り出す」ことができるようになることで終了するとしている（Freud, 1937）。

　丹治（2005）は、終結の兆しの例として、児童の遊戯療法の場合であれば、「友だちとの遊びのほうが楽しくて面接に行くのを渋ったり、これまでに行なったすべての遊びを一通り繰り返したり、特別な作業を終えて作った作品などを治療者にプレゼントしたりすること」をあげている。成人の場合であれば、「仕事を理由に面接のキャンセルが増えたり、面接中に過去の苦しかった頃の事を懐かしく振り返ったりすること」をあげている。治療の過程で転移や抵抗が適切に解釈され、洞察や徹底操作をとおして、クライエントの症状改善、現実適応能力や自己価値観の回復が見られたときに、治療者とクライエント面接の終了について話題にし、別れの作業や治療の振り返りを行なって、終結を迎えることになる。

　しかし、終結の作業は、クライエントと治療者の相互の関係の中でなされるものであり、どちらか一方だけが終結を望んでもうまくいかないことが多い。クライエントから終結の希望があったさいには、治療者は、それが治療抵抗によるものか、現実適応が高まったことによる妥当な判断であるのかを十分に吟味する必要がある。吟味することなく安易に終結に応じて治療抵抗を解釈する機会を失うことも、不必要に治療を引き延ばすことによりクライエントが現実

に向け自立の歩を出そうとする足を折るようなことも、避けなくてはならない。

　反対に、終結の話題を出すことが適切と治療者が判断しても、クライエントが治療の継続を望む場合もある。このような場合は、結論は焦る必要がないことを前提にして、誠実に終結の話題を出す。もしクライエントが「治療者に拒絶されたのではないか」「見捨てられるのではないか」という不安を訴えた場合には、十分にそのことについて話し合う必要がある。終結そのものが対象喪失とも捉えられ、治療者との喪の作業を行なうために一定の期間が必要なためである。

　対象喪失とは、愛着・依存の対象を失う体験のことである。近親者の死や移住のように特定の人物や環境が実際に失われる外的対象喪失と、内的な対象表象、たとえば理想化された父母像などがその人の心のなかでだけ失われる内的対象喪失とがある（小此木, 1979）。終結は、治療者との面接の場が失われるという意味での外的な対象喪失のみならず、「洞察に伴う喪失」（遠藤, 2005）という内的な対象喪失の側面も含んでいる。洞察とは、それまでに十分に理解していなかったみずからの行動や感情や思考の特徴について新しい理解を得ることである。しかし、クライエントは、自身のこれまでの防衛のパターンがいかに不適応的であったかに気づいても、それが長年の支えとしての機能も果たしてきたものでもあり、容易には手放せない。河合（1992）は、幻聴のあったクライエントの例をあげ、「幻聴がなくなったとき『年来の友人を失ったような気持ち』と言われたが、よくわかる気がした。症状がなくなってもちろんうれしいのだが、その反面、寂しいような感じがする。あるいは、不安が強くなったりする」として、そのような気持ちについて話し合うこと、いうなれば「失った友人」の喪に服す期間が必要である、としている。

　このような喪の作業を経てクライエントに治療者像が内在化されることで、治療は終結に向かい、治療者とクライエントとの間にとりあえずの外的な分離が成立する。しかし、河合（1992）が「終結というのは関係が切れるのではなく、関係が『深く』なるので、それほど会う必要がなくなる。クライエントが『治療者』像を自分の内部に持つようになるので、外界に存在する治療者に会う必要がなくなる」と述べているように、内的な関係に終わりはないともいえる。治療を終えたあとも、内在化された治療者像と対話しながら、なんとか現

実を生き延びることのできるクライエントもいるかもしれない。そのようなときには、「どこかの大仏様を拝むようなものではなく、道端のお地蔵さんをそっと見るようなものであってほしい」(青木, 2003) というのが理想であろう。

3　精神療法の中断

　理想的なかたちで治療を終結できることはけっして多くはない。現実には、面接で設定した治療目標に到達することなく、あるいは喪の作業が不十分なまま中断する事例もある。治療の中断には、外的な要因によるもの（治療者の異動や退職・病気・妊娠や出産など、あるいはクライエントの転居など）、クライエントの治療抵抗によるもの、治療者側の逆転移の未消化によるもの、治療者－クライエント双方の認識のずれなど、さまざまな要因があげられる。

　外的な要因によりやむなく中断する場合は、喪の作業のための期間を十分に保証する。とくに治療者側の事情である場合、クライエントが別離によって受ける不利益を最小限にするための工夫が必要である。他の治療者や他の専門機関への引き継ぎ作業なども必要に応じて行なう。治療者自身にも、通常の終結とは異なる逆転移・コンプレックス・罪悪感などが出てくるため、十分な内省が欠かせない。加藤 (2003) は、治療者の退職による終結の工夫について、「他者から引き受けさせられる終結体験を自分のものにするという終結体験の主体化」「治療者とつながっているという安心感をもとに体験を内在化」「これまでのカウンセリングの成果と残された課題を認識」「ていねいにクライエントの分離不安を受け止め、意識されにくい治療者へのネガティブな感情を取り上げておく」「治療者が十分な自己内省を図り、クライエントを支える環境との関係を固めておく」と考察している。治療者側の外的要因による終結・中断は、マイナス面に目が行きやすいものである。しかし、高橋 (2005) のいうように、治療者側の外的要因による終結・中断を機に「今までの過程を振り返ったり一度仕切り直しをしたりすることが、クライエントの内的な力を引き出すきっかけにもなるのではないでしょうか」という視点も、同時にもっておくとよいだろう。

　クライエントの突然のドロップアウトによる中断は、治療者にとっての喪失

体験となり、無力感や自己愛の傷つきが残るものである。このようなときには、ケースカンファレンスやスーパーヴィジョンでケースを客観的に振り返ったり、喪失体験をみずからのものとして引き受けていったりする作業を行なうことが望ましい。また、遠藤（2005）が述べているように、クライエントは治療が短期で終了することを望む傾向にある。一方、治療者は自分の自由意思で心理療法家という職業を選択しているため、理論や技法の習得に熱心で「人生における獲得」を重要視する傾向にある。そのために、「どんどん洞察を深め人格的な成長をめざそう」という治療者の欲と、「症状が消失すればそれでいいので、早く治療を終えたい」というクライエントとの間でズレが生じやすく、治療目標の共有や治療者自身の自覚が必要なこともある。同時に、中断が必ずしも治療の失敗とは限らない。たとえば織田（1998）のいう、「面接を継続することで、自身が受け入れ辛い弱さ・醜さ・脆さなどの"影の部分"に向き合って起こりうる自我の崩壊を回避する」という意味などの"消極的ながら建設的な側面"も心得ておきたい。

4　青年期精神療法における終結・中断

　まず、治療者が終結の兆しを感じ取ることができたうえで終結に至った事例を紹介する。

［事例１］Ａさん（面接開始時10歳、小学５年、女子）
　来談前の経過：１年のときから教室でまったく喋らない。漢字の書き取りや簡単な計算などの確実にできる課題には取り組めるが、少しでも間違える可能性のある問題はけっして書かない。家では大きな声で話し、体操教室や絵画教室は楽しみに通うので、両親も低学年のうちは「ちょっと引っ込み思案だけど、慣れれば学校でも喋るようになるだろう」と思い、気に留めなかった。４年生になると（このころ、３つ上の姉が私立中学に合格して進学した）、「みんなの前で教科書よめたよ」「隣りの席の男子ともお話したよ」などの話を、母親にするようになる。しかし、遊びにきたクラスメイトの話からすべて嘘だったとわかり、母親が「どうして嘘なんかつくの」と咎めたら、家でも口数が減り、タ

オルケットにくるまって、指しゃぶり・おねしょなどの子供返りを示した。母親が心配して担任に相談し、担任からの紹介で教育相談所に来所した。母子並行面接で、筆者（以下Th.と略記）がＡさんの担当となった。

面接経過：最初は緊張していたが、プレイルームで自由に遊んでいいと伝えると、絵を描きはじめる。「描くところ見ちゃだめ」と衝立に隠れて描き、完成したら見せてくれる。2回目に来所したときに、「この前かいた絵は取ってある？」と質問があり、〈大事なものを保管するファイルにしまっているよ〉と答えたら、今度はTh.の見ている前で描き、「これも取っておいて」と絵を渡してきた。5年生の3学期頃、青いビニールシートを見て唐突にTh.に「ねえ、あれで海やって」と求める。Th.がシートを揺らし波のようにするとその下に丸くなって潜り、「Ａは魚の卵ね」と遊ぶ。その後、「今日は犬ごっこ、Ａがワンちゃん。お利口なワンちゃんで、いろいろな所に隠れるから、探して、ワンちゃんにご飯あげてね」、「Ａは赤ちゃんだから、このダンボールでおマル役やってね（ダンボールに入って用を足すジェスチャー）、おマルは『上手にできました』って言ってくれなきゃ！　気が利かないなぁ」、「今日は学校ごっこ（Ａ：生徒、Th.：先生）。勉強よくできる子だから、（画用紙に即席で漢字テストを作り）花丸つけてね」と、ごっこ遊びをつづける。最終的には「今日は先生ごっこ（Ａ：先生、Th.：生徒）。この漢字テストやって、間違えてね。（Th.が間違えた答えを書く）あら、ここ間違えてるわ、赤で直しなさい」と遊ぶ。

Ａさんとのプレイセラピーで学校ごっこが展開されていたころに、担任と連絡をとる機会があった。担任からは、「朗読や発表は無理だけど、表情が柔らかくなって、女子とはお喋りできているようです。授業のワークも間違いを怖がらず書けています。朝の『おはよう』、帰りの『さよなら』という声掛けに返してくれるようになり、担任としてもうれしく思いました」とうかがった。

終結期：6年生の2学期頃、お絵かき教室ごっこ（Ａ：絵の先生、Th.：生徒）をしながら、「ねえ、Ａが初めてここにきたときに書いた絵、見せて。大事なファイルにしまってあるんでしょ？」と求めた。Th.が持ってくると、Ａさんは「上手に描けてたね」「（現在の絵と見くらべて）でも、いまのほうがもっと上手だね」と述べる。それをきっかけに、通っている絵画教室の話や、学校の話をしてくれるようになる。「お絵かきも好きだけど、いまクラスの女の

子では編み物が流行ってるよ。先生できる？」と、自分のカバンの中から毛糸と教則本を出す。Th. が少しお手本を示しながら、見よう見まねで簡単なゆび編みに挑戦し、2～3回かけてマフラーが完成したときにはとてもうれしそうだった。小学校卒業の間近になり、「お姉ちゃんは受験して、私立中学に行ってるけど、Aはお姉ちゃんほどできないから、地元の中学に行くんだ。でも、クラスの女の子もみんな同じ中学だから、それでいいと思ってる」と述べる。中学に進学して、4月に来所したときに、学校で新しく立ち上げた手芸部に入部したいと思っていること、そして部活動がはじまると、相談所に通えなくなりそうということも語られた。面接のなかで話し合いながら、仮入部期間が終了する5月をもって終結にすることにした。

最終回で「前にやったお絵かき教室ごっこやろう。Aが描くから真似てね」と、アニメのキャラクターを描く。Th. が真似すると、「あんまり上手じゃないね。Aもうこないから、これあげる。上手に書けるようになってね」と、そのキャラクターのメモ帳を一枚破って Th. にプレゼントしてくれた。

[事例2] Bさん（面接開始時24歳、女性、会社員・化粧品メーカー企画職）

経過：社会人になって2年目のころに、突然、通勤電車で息苦しさに襲われて、「死ぬんじゃないか」という体験をした。その後、電車・会議室など自分の意思で自由に出入りできない場所への恐怖感を主訴として、他院の精神科を受診した。投薬でパニック症状は収まり、電車には乗れるようになった。しかし、「会議室でのプレゼンや、仕事上での外食・飲み会での恐怖感が消えない」と訴えて、心理療法センターが併設されている当院に紹介されて、心理療法を開始した。

面接経過：「仕事で、自分を知っている人とかかわるのがまだ怖い、と前の病院で言ったら、心理療法を勧められたんですけど、なんででしょう？」と。"自分を知る人とのかかわり"の話題を振り返りながら、両親との関係について「うちは母の権力欲が強く、『私の言うとおりしていれば間違いない』と、母も卒業したエスカレーター式の私立女子校に進学させられました。成績はよく、問題なく過ごしていたけれど、何かつまらない閉塞感はありました。決定的なのは、高校のときに公園でリードを離して犬を遊ばせている人がいて、

『逃げないんですか？』と聞いたら、『大丈夫。この子、この範囲から出られないと思い込んでるから』と言われて、自分もこの犬と同じだ、と思ったことです。このまま母のテリトリーから出られない息苦しさから逃れたくて、猛勉強して他大学に行きました」「大学は共学で、自由で楽しく、彼氏もできて。でも、その彼が浮気をしたことから別れて、ショックで数日ひきこもったとき、母が『ほら、言わんこっちゃない』って。その言葉が呪縛になって、ますます"隙を見せたら母に負ける""爪と牙をいつも研いで、母につながれてた綱を嚙み切るんだ"と、就職活動を頑張っていまの仕事についたんです。母は一般職だったから、私は総合職で1つアドバンテージを取った。この後は結婚しても仕事つづけて母より広い世界に出たい」と述べる。仕事については「充実しているはずなのに、先輩や上司から資料の間違いを指摘されると、『分相応の就職をしないから、言わんこっちゃない』という呪縛が甦って。そのころから、症状が出てきたかもしれません」と語る。

　一方、日常では、大きなプレゼンの成功や、不安を抱えていた新幹線での遠方出張に無事行けたことが自信になる。「ただ親子関係を話しただけで、なんでこんなによくなっているのか不思議」と述べる。もともと服装や化粧に隙のないBさんが、「元気になって、オシャレする気持ちが出てきて、いまはネイルに凝っているんです」と、綺麗な爪を見せてくれる。「先生はネイルなさらないんですか？　そうですね……、紫とか、意外と合いそうですよ」とすすめる。心理療法を開始する前に実施した心理検査では、現実検討が良好である一方で、投影法で「こちらをじっと観察する魔女」と反応し、それを母親イメージに選択していたことを彷彿とさせた。

　終結期：「症状はないし、仕事いそがしいから」と終結希望が出るが、〈終結の前に、どのようによくなってきたかについて、振り返りをしていきましょう〉という Th.の提案に、突然、泣き出した。その後の面接で「前の病院の『お薬飲めば治りますよ』にモヤモヤして、薬への抵抗かと最初は思っていました。本当は『言うとおりにしていれば間違いはない』という呪縛とかぶったんだと思います」「カウンセリングも、話しただけでよくなっていくのがうれしいと同時に、魔術にかけられているようで、振り返りをするのが恐かったんです」「20代後半になると、一般的には1人暮らしや結婚などで親から独立す

る時期で、自分もそろそろ、と思うと、うれしいと同時に怖さもあって」と。これまでの治療上の成長は魔法ではなくBさん自身の力によることを確認し、終結を視野に入れた話し合いを進める。

「仕事のプレッシャーもあって波があるからまだ不安」と、週1回、2週に1回というかたちで徐々に間隔をあけ、終結に至る。最終面接で「お世話になりました、あと、魔女だと思ってすみませんでした。私は最近つかっていないけど、これお勧めです」と、爪を保護するネイルコートをラッピングしたプレゼントをTh.に手渡し、面接室をあとにした。

Aさんはプレイセラピーの過程で、ごっこ遊びをとおして治療者に褒められる保証を"これでもか"というほどに求めてきた。そうしなくてはいられないほどの劣等感があった過去の自分を、「初めて描いた絵も上手だけど、いまの私の絵のほうが上手」と懐かしさを込めて肯定しつつ、「お姉ちゃんは私立だけど、Aは地元の公立でいいと思っている」という現状も肯定できるようになる。そこで、Th.は終結の兆しを感じ取った。Bさんの事例では、心理療法の過程で、母から支配される・母の囲いを超えると失敗する、という呪縛や恐怖感を、「魔女」という形でTh.にも投影していたということへの洞察が進んできたところが終結の兆しと考えられる。

なお、Aさんが最終面接で手渡したメモ用紙は、「絵がまだあまり上手でないから、これ見て上手に書けるようになってね」という彼女の言葉を、「まだ治療者として未熟だけど、私との治療を思い出して上手になってね」というメッセージとして受け取った。Bさんからのネイルコートは「治療者は魔女ではないことがわかりました」「私はもう爪と牙を研がずとも大丈夫ですよ」というメッセージとして受け取った。しかし、治療中のクライエントからの贈り物についてはその意味と対応をさらに慎重に検討しなくてはならないだろう。実際には、このように鮮やかな終結を迎える事例ばかりではない。次に、中断事例を紹介する。

[事例3] Cさん（面接開始時13歳、中学2年、女子）
来談前の経過：小学校のころ、母親は「自閉症ではないか」と疑って病院や

児童相談所に連れていくが「確定診断がつくほどではない」と言われた。特別支援学級への就学を希望するも、就学指導委員会では「知的な遅れは見られず、通常学級適」との判定であった。Cさんは表情がなく、ふだんはおとなしかった。しかし、他児がCさんにとって気に入らないことを言ったりしたりすると、『一生許さない』と言って根にもち、相手の筆箱に虫の死骸を入れる・いたずら電話をするなどの嫌がらせをすることがあった。そのため、友人はほとんどいなかった。Cさんが小5のときに両親の離婚が成立した。そして、中1のときに母が再婚したため、再婚相手の家に身を寄せるかたちで転居・転校した。「転校生だからいじめられて、つらい」「小学校のときにされた嫌なことを思い出す」と欠席が増え、中2でほとんど登校できなくなり、5月の連休明けにスクールカウンセラーの紹介で教育相談所に来所した。母子並行面接で、筆者がCさんの面接を担当した。

　面接経過：初回はTh.の質問に俯いて「はい」「いいえ」で答えるのがやっとだったが、2回目に「ここは、悩みを話すところ？」と確認したあとに、堰を切ったように話を始めた。小学校のころに恨みをもった子をどれだけ嫌いかということ、前のお父さんがお母さんに暴力を振るい、機嫌が悪いと自分も叩かれたこと、いまのお父さんとお母さんも最近は喧嘩が増えていることなどを話し、どんどん声が震え、顔が険しくなっていった。〈話したことで逆に辛くなる？〉と尋ねると、「辛い。でも、1人でも多くの人に知ってほしい。前の学校のときは、教育相談所は障害児学級の話で連れてこられたから、ここもそういう所だと思った。でもここは、悩みを話すところ、って言ってたでしょう？」と述べる。なぜ小学校のころにクラスメイトにそこまで恨みをもったかについては、「私の好きな芸能人の悪口を言ったから」とのことであった。「ウチでお父さんとお母さんが喧嘩したときに、私はこっそりテレビの部屋に逃げて、ヘッドホンしてテレビつけて、その芸能人の出る番組をよく見ていた。私にとっては、心の支えなの」と説明する。母親担当や他専門機関との情報交換では、「確かに感情の表出が不自然なところがあるけれど、広汎性発達障害とはちがった問題じゃないだろうか？　ただ、母親としては『育てにくい』『特別支援学級か、できれば特別支援学校に通わせて、卒業後は施設に入れたい』という思いが強い。Cさんに障害があるから家庭がうまくいっていない、とい

う理由付けをしないといられないような、バランスの危うさを感じる」とのことであった。Cさんは、1学期の期末試験が終わったころには、ときどきは学校に行くようになった。クラスメイトとトラブルを起こすことも少なくないが、トラブルをとおして、「人を信じられない」「でも、本当は自分だって友だちとうまくやりたい」という気持ちを面接で話せるようになっていた。ときおり笑顔も見せ、当初の印象ほど自閉的ではなく、治療関係を築いていけるかもしれないという思いを Th. はもつようになっていた。そのようなときに、いつも母親の車で来所していたCさんが、ある日突然、徒歩で1人で予約外に来所し、次回の予約票を持って「この日こられないかもしれないから、次の予約をしたい」と求めた。本人の都合のよい日時で仮予約をとり、本予約は母親担当と母親が電話で決めるということにした。しかし、その数日後に、母親は継父と別居のかたちをとり、Cさんを連れて遠方の実家に帰ったために、面接も中断を余儀なくされた。

[事例4] Dさん（面接開始時21歳、大学2年、男性）

来院前の経過：失恋を引きずって人を信じられなくなってから、生きている実感がなくボーッとしているときと、突然に怒りがわいて何もかも破壊したくなるときとの差が極端になる。いずれにしても学業に集中できず、休学している。家族に対する暴言や暴力もときどきあり、家族が心配して病院に行くように言うので、精神科のクリニックに来院したとのことであった。主治医から、「心理検査と、つづかないかもしれないけれど心理療法も」とのオーダーがあった。

面接経過：「問題が顕著になったのは、大学2年になって失恋したときからですが、本当はもともとキレやすかったし、楽しいことがあってもすぐマイナスの感情に引っ張られて、ひどいときは死にたくなって自傷行為もありました」と初回面接で語られる。「元彼女もリストカットをしたことがあって、お互い気持ちがわかるような気がして付き合いはじめたけど、彼女は僕の前でもリストカットをする。僕は自傷行為をがんばって止めたのに、目の前で自傷行為をされるとつらいと言ったら、『どうして私のことを受け入れてくれないの！』と言われ、それが別れるきっかけになってしまいました。自分の問題は、

根が深い所にあって、それを話していると復学に間に合わなくなりそうだ、ということも、わかっているんです」と語る。やや過剰適応的な、"自分のことをよくわかっている、手のかからないよい患者"であろうとする様子も見られた。

　アセスメント面接と心理検査の結果から、確かに本人が述べたような"根の深さ"がうかがわれた。そして、自我境界の弱さ・女性像に対するネガティブな感情や人に対しての猜疑心が強く、精神療法はむずかしいかもしれないと感じた。〈ご自身でもおっしゃっていたとおり、人に対する、とくに女性に対する、怒りや恨みの感情が、ご自身で処理できないと感じるほど強くあるようですね。人間関係を媒介とする心理療法で根の深い部分を扱うことが、あなたにとって効果が感じられない可能性もあります。その点も踏まえて、今後の治療をどうするかを一緒に考えたいのですが〉と、Th.からは伝えた。Dさんは「やっぱり、思っていたとおりです。いまはパンドラの箱に手を触れず、まず生活を整えて、服薬して感情や集中力をコントロールするところから、と思っています。でも、いまの生活で家にこもってだれとも話さない生活だと、さすがに引きこもってしまう不安もあるので、定期的に通って話す場所として、ここも持っておきたいのですが」と述べた。生活リズムの維持とその確認という当面の方針で様子を見ることとした。

　面接では引きつづきよい患者であろうとして、半年ほどの面接で生活リズムは改善し、徐々に外出も可能となった。大学では指導教官とも話し合って、新学期から復学の見通しが立った。〈復学後の面接の持ち方は、どのようにしましょうか？〉と話を持ち掛けたところ、「いや、通学しながらだって来られますよ！　それとも、もう来るなって言いたいんですか！」と机を叩いて退出し、その後は来所しなかった。しばらくあと、主治医から聞いた情報によると、母親に対する暴言・暴力が抑えられず、病棟のある病院に転院になったとのこと。

　Cさんのケースは、Cさん本人もどうすることもできない外的要因による中断事例であるが、治療者にも無力感が残った。同時に、おそらく1人で予約変更のためにわざわざ来所したときのCさんの無力感は、治療者の無力感の比ではないのだろうと痛感した。

Dさんのケースでは、精神療法の性質や治療目標についてあらかじめ十分に話し合えていなかったこと、〈復学後の面接は……〉という治療者のはたらきかけがDさんにとって「拒否された」と捉えられる可能性への配慮が足りなかったことが反省点であった。さらに、「復学しようとしている自分を受け入れてもらえなかった」思いが、元彼女に「頑張って自傷行為を我慢している自分を受け入れてもらえなかった」思いの再現になったようである。そこへのフォローをする機会を失ったことなどについても、治療者には後悔や罪悪感が残った。このケースはスーパーヴィジョンで振り返りの機会をもち、「女性治療者がここまで引き受けたのはたいへんだったでしょう」などのスーパーバイザーのコメントに、少し救われたような気持ちになった。

5　中断と終結のあいだにある事例

　青年期の治療においては、一般的には中断とされる（あるいは治療者自身が中断と見做す）が、経過を振り返るとけっして中断や治療失敗ではないと理解できるケースも少なくない。たとえば、安福（1994）は「卒業論文の準備をしていると頭のなかに割り込んでくるように声がして気が変になりそうになる」という主訴の男子大学生の事例から、中断の意味を考察した。その学生が、面接後期に"2人の母親のうち1人が死ぬ夢"を報告したのを最後に、卒論提出を待たずに連絡なしのキャンセルで来所が途絶え、治療者は中断と捉えた。しかし、のちのクライエントからの卒業報告の手紙によって、クライエントにとっては「区切りがついていた」と判明した。卒論執筆に取り掛かり、教官の指導により長い文章を「切る」作業と、「もう1人の母親（＝治療者）」が死ぬという終結夢を含め、内的現実で進んでいる「切る」プロセスが並行していたのである。この事例で、なぜ治療者が中断と感じたかについて、「卒論完成という外的確認をして最後まで見届けたい、という治療者の欲目があったから」と述べている。

　河本ら（2007）の症例報告においても、治療者が中断と見做していたが、のちのカンファレンスや学会での討論を経て、中断と見做さなくてよいのではという考えに至ったとしている。「1人で発表するときの声の震え」を主訴とし

て来談した女子高校生の事例で、治療にネガティブな姿勢であった母親から面接を辞めるようにクライエントが圧力をかけられたことがきっかけとして面接が終了となった。当初、治療者は「つづけられなかった……」という置いてきぼりを食った無力感を強く抱いた。のちに、面接の全体像を見渡し、「母親との関係について治療をとおして自我違和化することができ、治療者の示唆などの一部を内在化して治療から離れていった」「囲い込みたがる母親から、面接を利用して心理的に離れることができ、18〜19歳の女性として、今後、異性関係に進む準備作業を、面接をとおして行なったという意味がある」「終結ではないが、第一段階の終わり。区切りではあるけれども、つづきもまたありうる、というオープンエンドの形」と考察している。

6　思春期・青年期ゆえの治療構造上の有期限性

　思春期・青年期の治療は、たとえばスクールカウンセリングや学生相談などは、外的要因によって期限があり、面接開始時からすでに終結時期が決定しているような場合もある。笹倉（2012）は、休学して帰省しているが新学期の復学が決まっている男子大学生の事例をもとに、「経過の後半においてクライエントの心理的なテーマがより深く表現されたように思われるが、別れを意識した治療者との関係ではそれらは十分に扱われないままとなった」「つねに別れというテーマが布置されていることが、互いの関係の深化を避ける方向へ働くと、転移をはじめとした心理的課題を扱うことに限界が生じると考えられる」と述べた。しかしその一方で、「治療者とクライエントが互いに別れというテーマから目を背けることなく取組めれば、それはなんらかの意味でクライエントの心の作業を進める助けになりうるのではないかと考える」としている。
　また、細澤（2008）は、学生相談は本質的に期限設定心理療法であると述べている。そのことが心理療法のプロセスに影響を与え、テーマが焦点化されることで期間はより短くなりがちである。これを治療抵抗として理解することも可能だが、対象が青年期であることを考慮して、青年期の心的発達をうながすという観点から探索を控えて見守ることが重要であるとしている。さらに、期限が有限であることを考慮して、理想的な精神分析療法ではなく、ワークした

こととワークされていないことを話し合い、橋渡し機能を十分に果たすことが重要であると指摘した。

7　青年期の発達特性を考慮すること

　青年期の精神療法とは、青年期の発達課題における問題を取り扱う治療であるともいえる。田畑ら（1982）は、みずからも青年期にいる治療者たちに、青年期の治療で重視することについて自己記述を求めた。その結果、終結については「発達段階を考慮すると、完全なる人格変容を望むことは困難であり、クライエントを取り込んで治療者からの分離－独立を妨げることなく、活力と自信を得たクライエントを積極的に社会のなかへ送り出したい」「母親的受容と父親的役割での対決を行きつ戻りつし、父親としての治療者を乗り越え（内的父殺し）、治療者のもとを離れていく」などの記述が見受けられた。

　青年期のおもな発達課題は「アイデンティティの確立」であるが、鍋田（2007）は、「自分にとっての体験を物語として語れない」「生き方がわからない」若者が増えていることを指摘した。そして、主体的に生きる力や自分を物語る力を身につけるために、治療的かかわりのなかで本気でかかわった対人的・社会的・群れ体験的な経験により自分を取り戻し、「遅れながらの自分化・物語化」が生ずるような経験を提供し、語り合えることが治療者の役割であるとしている。菊地（1986）は、支配的母親に対する依存と独立の葛藤をもつ青年期女性患者の治療において、多くの時間を治療終結の問題をめぐって費やしたが、終結が依存対象としての治療者からの分離体験であったと考察している。そして、それにともなうさまざまな心の動きを内省・言語化・吟味する過程として体験し、自立の課題をより現実感をもって受け止めるという課題の果たす役割こそが重要であったと述べた。

　米倉（2012）は、青年期において引きこもりを示した2事例を提示した。乳幼児期における愛着の脆弱さやきびしい叱責・無視などによる心的トラウマで自己価値観が低下した事例である。自我同一性の拡散が認められ、そのために対人恐怖や社交恐怖が生じていると見立てられた。否定的な自己像や自己評価の修正、将来への希望などをとおして、青年として健全な自我同一性を獲得す

ることを支援した治療経過が示されている。

　思春期・青年期の仲間関係は、児童期後半に特徴的な同一行動による一体感が重んじられるギャンググループから、興味関心を共有し同質を確認し合う思春期前半のチャムグループへ発達していく。そして、互いの異質性を認め合うようなピアグループは思春期後半以降に見られるようになる。

　新田（1989）は、青年期における神経症の2例から治療終結の精神力動について報告し、同じ病態水準であっても年代のちがいによって終結の仕方が異なっていたと考察している。青年期前期の事例では、第二の個体化プロセスと、自己愛的・同性愛的関係の樹立に焦点を置き、エディプス葛藤の克服に向けて治療が進行した。青年期後期の事例では、同性愛的関係の修正と、新たな異性愛的関係の樹立に焦点が合わされた。共通する点は、発達の次の段階の成り行きに関しては患者に任せるところにある。青年期の患者が、それまでの発達段階で解消していなかった葛藤を意識化し、新たな折り合いをつけた時点で終結に至っているということである。

　このように、思春期・青年期における自我の発達や対人関係の発達の特徴を考慮すると、精神療法の終結は、十分な内省・洞察・人格変容のような一般的に理想とされるプロセスを必ずしもたどらない場合もある。青年は、自身の生き方について適度に悩み、いくつもの選択肢の中からどう選んでよいかわからないようなモラトリアムの迷いを乗り越えようとする。治療のプロセスにおいて、自力でなんらかの決断をして、所属感や自身の存在意義を実感できる進路や人間関係を選びとり、人生設計の大まかな見通しができた場合は、それが完璧な正答かどうかはわからなくとも、それも終結の1つのあり方ではないだろうか。扱われないままの課題がありながらも、思春期・青年期の課題を経て、治療を卒業したと思われる一事例を紹介する。

[事例5] Eさん（面接開始時15歳、高校1年、男子）

　来院前の経過：小学校はほぼ休まず通っていたが、友だちはいなかった。中学校から断続的な登校をしていた。なんとか高校は進学するが、別に行きたかった高校でもないので何も楽しくなく、欠席しがちになる。家にいるようになってからは、家族の財布からお金を抜き取る行動が頻繁になる。親が怒るとゲ

ームセンターに行ってしまう。進級が危うくなったことをきっかけに、母親に連れられて来院した。

面接経過：最初の数回はほとんど話さないが、ゲームセンターの話から、少しずつ趣味の話をするようになる。「今の高校は行きたくないけど、本当は大学に行きたい。大学に行って何したいっていうのはないけど、このままの自分の生活じゃあまりにも色がなさすぎだと思う」と述べる。高校は中退し、通信制に転学して、傍らでサポート校に通うようになる。サポート校ではゲーム部に入り趣味を共有し、同じような不登校の体験をもつ同性の友人が増える。「生活に色がついた気がします」「小学校から高校1年までの10年分を一気に取り戻した感じで、ちょっと疲れるけど、おかげでぐっすり寝れます」と、表情も生き生きしている。

母親の話によると、「サポート校に毎日いくようになり、お金を抜き取ることもなくなりました。朝早くから夜遅くまでサポート校にいるので、家ではひたすら寝ています。通信制のレポートがいつもギリギリなことだけが気になっています」。サポート校にもスクールカウンセラーがいるので、学校に通いながらここに通うことがむずかしければ、引継ぎもできる旨、Eさんに伝えたところ、「でも、学校では友だちと話すことが楽しいし、そんななかで『ちょっとスクールカウンセラーの所に行ってくる』とか切り出しにくいんで、ここに通うほうがいいです」と述べる。

「自分が小学校からまったく楽しくない人生を経験しているんで、小学生〜高校生の子どもとかかわる福祉系の仕事がしたい」と、福祉系の大学をめざすようになる。レポート提出には手間取りながらも無事に高校を卒業した。大学も最初はどういう大学があるかわからず有名大学のみを希望して、模擬試験の結果を見ては落ち込んでいたが、サポート校での進路相談をとおして徐々にいろいろな大学の情報を集めて受験し、第2希望の大学に合格した。

終結期：大学では同じサークルの彼女ができ、1年で別れたけど、そこからも立ち直った。3年生になって進路のことで悩み、就職する自信がないと落ち込む。卒業後に、同じゼミの先輩の紹介により児童施設指導員のアルバイトを始め、「この仕事を本格的につづけるかどうかわからないけど、とりあえずやってみます」「憧れている職員さんがいるんで」と述べる。その後、2年かけ

て資格を取り、正社員として転職したことを機に終結とする。「自分の調子がいいときも、悪いときも、ここに通いつづけられたことは自信になりました。正社員になって、もしストレスで具合悪くなったら、また来るかもしれませんので、先生元気でいてください」と最後に語られた。

「どのような思いでお金を抜き取ったのか」「子どもと接する職業や進路を選んだ気持ち」などは、扱われないままになったことは多かった。それでも、同性同年代との友人関係、異性との関係、大学の先輩や憧れの職員など異年齢集団との関係と一歩ずつ踏みしめて、迷いながらも進路を自分で選択した。そして、所属の場やモデルとなる存在を見つけ、アイデンティティや生きる見通しを獲得しつつある状態で面接を卒業していった。このようなEさんのケースもまた、青年期精神療法の終結の1つのあり方ではないか、と考えられる。

8　終結後の再来

これまで述べてきたように、青年期の治療終結は「一歩踏みしめて前進」「とりあえず第一段階は区切りがついた」ということに意味があり、あえて扱われないテーマも存在しうる。終結事例であっても数年後に、そのテーマを扱う力が育ち、もう一歩前進を求めて、あるいは第二段階に取り組むべく治療再開を希望することもある。そのような一例を紹介する。

[事例6] Fさん（面接開始時14歳、中学3年、女子）
面接経過：「自分に自信がなく、だれからも相手にされない気がする」と訴えて、中学2年生から学校に行けなくなる。母親に連れられて来院し、とくに通院を嫌がるわけでもないが、「とくに困っていることはありません」「両親はふつうの人ですし、学校でいじめられてるわけでもないんです」「夜型の生活が、少しずつ昼型になってきました」「高校に進学したいので、放課後に担任の先生に補習してもらうことになりました」と、内面のことは語られなかった。それでも、登校は可能になり、3学期になって受験勉強に専念したいとのことでいちおうの終結を迎えた。終結から2年後に、Fさんは再来して、心理療法

の再開を希望した。「あのときは学校に行けているか行けていないかという話だけすればいいと思ってた。学校に行けるようになったときも、本当は週1回なら放課後に来られないこともなかったんですよ。ただ、親の話とかして親を否定するようなこと言うと、自分のことも否定するようで辛いということもあって、もうこないことを希望しました。いまになって、親を否定することと自分のことは別だってわかってきたし、ちゃんと向き合う必要があると思う。学校は行けていて、友だちもできて、あのころよりは大丈夫。でも、放課後にここに通って、今度は親子関係や学校での人間関係について話し合いたいです」と、再開を希望した経緯を語られた。

　突然に来所しなくなった中断事例であっても、長い期間を置いて再来することもある。治療者との分離という課題を乗り越えて成長を感じるケースでは、これまでの成長を共に振り返り、あのとき扱えなかったがいまは扱う機が熟している治療目標を再確認することが可能になる。一方で、まだ分離や治療者の内在化が十分ではなく、安全基地として治療者と治療の場が存在しつづけることの重要さを痛感するケースもある。その場合でも、治療者の内在化を求めて再来したクライエントの力をうかがい知ることができる。
　余談ではあるが、青年期との「別れ」のもう1つのかたちとして、面接が長期にわたり、あるいは中断を経ての再開によって、初回面接時に青年であったクライエントが成人期に移行していることもある。そのようなケースにおいては、青年期心性の名残りを扱い、過ぎ去った青年時代という「喪の作業」に共に取り組むことによって、成人期の課題を扱うことができるのではないかと感じる。あるいは、成人でも思春期心性・青年期心性を抱えている人は少なくないため、「青年期の精神療法を終えるとき」というテーマに思いを馳せることは、どのような発達段階にあるクライエントと向き合う場合であっても意味がある、といっても過言ではないのかもしれない。

[参考文献]

青木省三（2003）：一回で終わりの面接と終わりのない面接．こころの科学．110, 90-94.
Blos, P. (1967): The Second Individuation Process of Adolescence. *The Psychoanalytic*

Study of the Child, 22, 162-186.

遠藤裕乃 (2005)：対象喪失としての洞察と終結．In：丹治光浩編著：心理療法を終えるとき―終結をめぐる21のヒントと事例，北大路書房，pp. 18-23.

Freud, S. (1937): Die Endliche und die Unendliche Analyse. S. Fischer Verlag GmbH Frankfurt. 馬場謙一訳（1970）：終りある分析と終りなき分析．井村恒郎ほか訳：自我論・不安本能論（フロイト著作集第6巻）．人文書院，pp. 377-413.

細澤仁 (2008)：学生相談という場における心理療法プロセスの特徴．心理臨床学研究，第26巻，第4号，409-419.

加藤尚子 (2003)：カウンセリング関係の突然の終結における心理機制とかかわりの工夫についての一考察．カウンセリング研究，第36巻，第2号，156-164.

河合隼雄 (1992)：心理療法序説．岩波書店．

河本勝ら (2007)：青年期の神経症における面接終結．精神科治療学，第22巻，第1号，109-114.

菊池孝則 (1986)：転換症状と自我同一性の危機を呈した青年期症例―終結をめぐって．精神分析研究，第30巻，第4号，194-197.

新田信也 (1989)：青春期・青年期精神療法における治療終結の精神力動．精神分析研究，第33巻，第2号，87-92.

織田尚生 (1998)：中断・失敗事例の意味するもの．In：小川捷之・横山博編集：心理臨床の治療関係（心理臨床の実際第6巻），金子書房，pp. 154-158.

小此木啓吾 (1979)：対象喪失―悲しむということ．中公新書．

笹倉尚子 (2012)：終結を予定された出会い―青年期男性との描画を介した心理臨床過程．箱庭療法学研究，第25巻，第1号，39-50.

田畑治ほか (1982)：臨床青年心理学研究（Ⅹ）青年期治療の内的視点．名古屋大學教育學部紀要教育心理学科，第29巻，157-174.

高橋朋子 (2005) セラピストの転勤と終結．In：丹治光浩編著：心理療法を終えるとき―終結をめぐる21のヒントと事例，北大路書房，pp. 33-36.

丹治光浩 (2005)：円満終結と中断，もしくはドロップアウトについて．In：丹治光浩編著：心理療法を終えるとき―終結をめぐる21のヒントと事例，北大路書房，pp. 2-6.

安福純子 (1994)：頭の中の声で悩む男子学生の事例．大阪教育大学紀要第Ⅳ部門，第42巻第2号，377-386.

鍋田恭孝 (2007)：思春期臨床の考え方・すすめ方―新たなる視点・新たなるアプローチ．金剛出版

米倉五郎 (2012)：ひきこもる青年期事例の心理査定と心理療法―アスペルガー障害を心配した対人恐怖の二事例．愛知淑徳大学論集心理学部篇，第2号，93-105.

●執筆者一覧

第1章 　鈴木朋子（すずき　ともこ）
　　　　横浜国立大学教育人間科学部　准教授

第2章 　三橋由佳（みつはし　ゆか）
　　　　成城メンタルクリニック　臨床心理士

第3章 　櫻井成美（さくらい　なるみ）
　　　　青山学院大学学生相談センター　臨床心理士

第4章 　田中志帆（たなか　しほ）
　　　　文教大学人間科学部　准教授

第5章 　松本京介（まつもと　きょうすけ）＝編者
　　　　新潟医療福祉大学社会福祉学部　講師

第6章 　岡元彩子（おかもと　あやこ）
　　　　日本青年期精神療法学会　理事　臨床心理士

第7章 　福森高洋（ふくもり　たかひろ）＝編者
　　　　江戸川大学総合福祉専門学校　専任教員

第8章 　福森高洋（ふくもり　たかひろ）
　　　　同上

第9章 　髙橋由利子（たかはし　ゆりこ）
　　　　目白大学心理カウンセリングセンター　臨床心理士

第10章　篠原道夫（しのはら　みちお）＝編者
　　　　東洋英和女学院大学人間科学部　教授

第11章　板橋登子（いたばし　とうこ）
　　　　成城墨岡クリニックカウンセリングセンター　臨床心理士

篠原 道夫（しのはら　みちお）

1965年生まれ。一橋大学社会学部卒。横浜国立大学大学院教育学研究科修了。群馬大学教育学部助教授などを経て、2009年より東洋英和女学院大学人間科学部教授。臨床心理士。第8回河合隼雄賞（日本箱庭療法学会奨励賞）を受賞。著訳書に、『ボーダーラインの人々』（共著、ゆまに書房）、ウォレス『力動精神医学の理論と実際』（分担訳、医学書院）、ブランク『精神分析的心理療法を学ぶ』（共訳、金剛出版）などがある。

松本 京介（まつもと　きょうすけ）

1974年、東京に生まれる。東京学芸大学大学院連合学校教育学研究科博士課程（配置大学：横浜国立大学）修了。教育学博士。現在、新潟医療福祉大学社会福祉学部専任講師。臨床心理士。著書に『スクールカウンセリングの基礎と経験』（共編著、日本評論社）、『医療心理臨床の基礎と経験』（共編著、日本評論社）などがある。

福森 高洋（ふくもり　たかひろ）

1965年、福島県に生まれる。大正大学大学院文学研究科修士課程修了、同大学院人間学研究科博士課程満期退学。文学修士。現在、江戸川大学総合福祉専門学校専任教員。ＪＡＡＩ認定エリクソン催眠マスタープラクティショナー、精神保健福祉士、臨床心理士。著書に『医療心理臨床の基礎と経験』（共編著、日本評論社）などがある。

日本評論社ベーシック・シリーズ＝ＮＢＳ

青年期精神療法入門
（せいねんき せいしんりょうほうにゅうもん）

2017年2月25日　第1版第1刷発行

編著者──篠原道夫・松本京介・福森高洋
発行者──串崎　浩
発行所──株式会社 日本評論社
　　　　〒170-8474　東京都豊島区南大塚 3-12-4
　　　　電話03-3987-8621（販売）-8598（編集）
振　替──00100-3-16
印刷所──港北出版印刷株式会社
製本所──株式会社難波製本
装　幀──図工ファイブ

検印省略　Ⓒ Shinohara, M. et al. 2017　　ISBN 978-4-535-80660-3　Printed in Japan

JCOPY ＜(社)出版者著作権管理機構 委託出版物＞
本書の無断複写は著作権法上での例外を除き禁じられています。複写される場合は、そのつど事前に、(社)出版者著作権管理機構（電話03-3513-6969、FAX03-3513-6979、e-mail: info@jcopy.or.jp）の許諾を得てください。
また、本書を代行業者等の第三者に依頼してスキャニング等の行為によりデジタル化することは、個人の家庭内の利用であっても、一切認められておりません。

NBS Nippyo Basic Series 日評ベーシック・シリーズ

［新版］精神科治療の覚書
中井久夫［著］ ◎本体2,400円＋税 ISBN978-4-535-80651-1
「医者ができる最大の処方は希望である」
——精神科医のみならず、すべての臨床医に向けられた基本の書。
ワイド判、読みやすい文字になって新版化！

子どものメンタルヘルス事典
清水將之［著］ ◎本体2,000円＋税 ISBN978-4-535-80652-8
本書は精神医学研究者用の事典ではない。
児童精神科医療＝子ども臨床の日常業務に役立てる目的で書き下ろされたエンサイクロペディア。

発達障害の謎を解く
鷲見 聡［著］ ◎本体2,000円＋税 ISBN978-4-535-80658-0
「発達障害（神経発達症群）」はDSM-5改訂の最大の目玉でもあった。
遺伝・環境要因、診断基準を問い直し、発達障害の謎に迫る。

［全訂］ロジャーズ クライアント中心療法の現在
村瀬孝雄・村瀬嘉代子［編著］
ロジャーズ／クライアント中心療法理解の決定版！
治療的人格変化の必要十分条件、エンカウンター・グループ、フォーカシング、そしてプリセラピー、プレゼンス、エビデンスからアタッチメント、ナラティブ、マインドフルネス、神経科学まで。
◎本体2,200円＋税 ISBN978-4-535-80653-5

日本評論社 https://www.nippyo.co.jp/